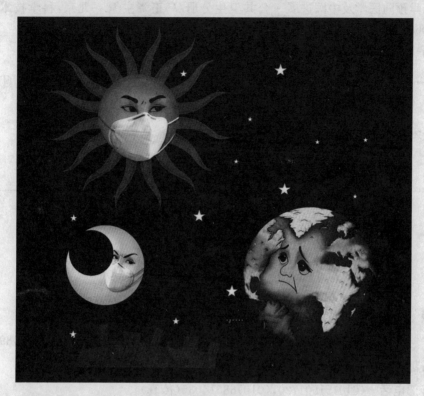

现代药学、预防医学及中医进展

公共卫生分册 / PUBLIC HEALTH

主编：乌正赉

科学技术文献出版社

图书在版编目(CIP)数据

现代药学预防医学及中医进展·公共卫生分册/乌正赉主编. -北京:科学技术文献出版社,2006.10

ISBN 7-5023-5456-5

Ⅰ.现… Ⅱ.乌… Ⅲ.①药物学 -进展 ②预防医学-进展 ③中医学-进展 ④公共卫生-进展 Ⅳ.R1

中国版本图书馆 CIP 数据核字(2006)第 118810 号

出　版　者　科学技术文献出版社

地　　　　址　北京市海淀区西郊板井农林科学院农科大厦 A 座 8 层/100089

图书编务部电话　(010)51501739

图书发行部电话　(010)51501720,(010)68514035(传真)

邮 购 部 电 话　(010)51501729

网　　　　址　http://www.stdph.com

E-mail:stdph@istic.ac.cn

策　划　编　辑　王大庆

责　任　编　辑　丁坤善　林静芳

责　任　校　对　赵文珍

责　任　出　版　王杰馨

发　行　者　科学技术文献出版社发行　全国各地新华书店经销

印　刷　者　富华印刷包装有限公司

版 (印) 次　2006 年 10 月第 1 版第 1 次印刷

开　　　　本　889×1194　16 开

字　　　　数　201 千

印　　　　张　7.5

印　　　　数　1～5000 册

定　　　　价　25.00 元(总定价:100.00 元)

公共卫生分册
PUBLIC HEALTH

内容简介

    本书由中华医学会全科医学分会主任委员，中国协和医科大学公共卫生学院乌正赉教授主编，约请全国十多位公共卫生领域专家编写而成。主要介绍近几年一些重点传染病预防控制方面的最新进展。加强预防和控制传染病，仍是我国卫生工作者面临的一项艰巨任务。因此本书的出版对广大医疗卫生工作者尤其是公共卫生领域的医务工作者很有指导意义。

    本书除了介绍重点传染病防控的知识技能外，还包含了医疗工作中态度和素质培养方面的内容，着重介绍了医德医风在医疗工作中的意义，帮助医务工作者树立和保持高尚的职业道德，以加强我国的医德医风建设。

公共卫生分册／*PUBLIC HEALTH*

现代药学、预防医学及中医进展

公共卫生分册／PUBLIC HEALTH

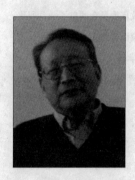

新中国成立以来，特别是改革开放以来，我国卫生事业有了很大发展。随着社会经济发展、科学技术进步、人民生活水平的逐步提高，卫生队伍已具规模，卫生服务体系基本形成，卫生科技水平迅速提高，医疗卫生服务条件改善，爱国卫生运动深入开展，我国传染病预防控制工作取得巨大成绩，大部分传染病已基本得到有效控制，传染病已列在我国居民死因的前10位之外。但传染病的危害依然存在，传染病的爆发、流行对国计民生的威胁也没有完全消除，许多地方形成传染病流行的条件还未得到根本改变，一些传染病的发病率仍然较高，如肺结核、病毒性肝炎等，特别是在经济欠发达的农村地区。虽然由于人口老龄化速度加快、疾病谱的改变，慢性病已成为威胁我国人民健康的主要危险，但是，我国的经济基础较薄弱，卫生资源有限，传染病防控工作的成效还不巩固，我国人民正承受着传染病和非传染病的双重负担，传染病防控任务依然十分繁重，稍有松懈，一些已经控制的传染病仍有可能复燃。此外，一些新出现的传染病也在威胁着我们，如艾滋病、人感染高致病性禽流感等。随着对外交往的增加，一些在境外发生的传染病可能传入我国，构成对我国社会发展和人民健康新的威胁，如疯牛病、西尼罗热等。还有一些传染病的流行规律尚未完全被揭示出来，如急性严重呼吸综合征。因此，加强预防和控制传染病，仍是我国卫生工作者面临的一项艰巨任务。做好传染病预防控制工作，首先应提高对传染病防控的认识，充分认识我国传染病防控工作的重要性和长期性。其次是应深入研究，进一步掌握传染病流行的规律及其防控知识，制定切实可行的对策和措施，以适应传染病防控的新形势，切实保障广大人民群众的健康和安全。

本书组织了我国从事传染病防控工作的一些专家联合编写，介绍几种重点传染病预防控制方面的一些进展，希望能对广大医疗卫生工作者有所帮助。

乌正赉（1941—），男，浙江宁波人。教授，中华医学会会员，中华预防医学会会员，中华医学会全科医学分会主任委员。享受国务院政府特殊津贴。

继续医学教育学分证书申请说明

从国际国内形势来看，继续医学教育是卫生技术人员的一项基本权利和义务，医学的不断发展要求卫生技术人员必须建立终身的学习体系。为此，卫生部和全国继续医学教育委员会颁布了一系列政策法规，规定医务工作者每年获得的继续医学教育学分不少于25学分，继续医学教育合格是卫生技术人员聘任、技术职务晋升和执业再注册的必备条件之一。同时，我国继续医学教育在继续医学教育"九五"计划、继续医学教育"十五"计划和刚刚颁布的继续医学教育"十一五"规划的指导下快速发展，已全面建立起了有中国特色的继续医学教育体系。

继续医学教育的内容应以现代医学科学技术发展中的新知识、新理论、新技术和新方法为重点，注重先进性、实用性和针对性，其教育内容的开发直接决定了我国继续医学教育的质量，体现了我国医学技术发展的现状。为此，在卫生部科技教育司和全国继续医学教育委员会的领导下，《继续医学教育》杂志组织了国内约600名专家和各学科的带头人，历时8个多月，以年度学科进展报告的形式，编写了该系列图书，由科学技术文献出版社出版发行，以期反映各学科近几年来的最新进展，具有较强的临床指导意义和学习价值，是我国至今出版的惟一一套学科最全的继续医学教育学习参考书，受到了广大读者的欢迎和卫生部、各省市卫生厅及继续医学教育委员会的认可，并作为各省市继续医学教育的推荐学习参考书。读者阅读该系列图书，每册答题后可授予卫生部和全国继续医学教育委员会认可的继续医学教育Ⅱ类学分10学分。杂志社收到学员登记表和答题卡后将会在30个工作日内完成学员的注册和阅卷工作，并将学习成绩和学分证明邮寄给学员。具体培训报名细则如下：

一、本培训适用于所有国家规定需要参加继续医学教育的各级各类卫生技术人员。

二、请根据需要自行选择本学科相关的培训教材。

三、认真填写学员信息及答题卡，寄至《继续医学教育》杂志社培训部，根据成绩获得相应Ⅱ类学分。

四、学分折算标准：考试满分为100分，答题成绩每10分换算为1个学分，最多可授予10学分。

五、培训费用：50元／人次（含报名、培训、阅卷、学分证书、邮寄等费用），学费自理。请学员将费用汇至《继续医学教育》杂志社培训部。

六、证书邮寄时间：收到答题卡后30个工作日。

七、接受团体报名。

八、《继续医学教育》杂志社地址：北京市宣武区红莲南路30号7层；邮编：100055；电话：010－63268156；传真：010－63497683；培训咨询热线：800－810－9092。

《继续医学教育》编辑委员会

目录 training material/contents

公共卫生 /Public health

目录 training material/contents

公共卫生／**Public health**

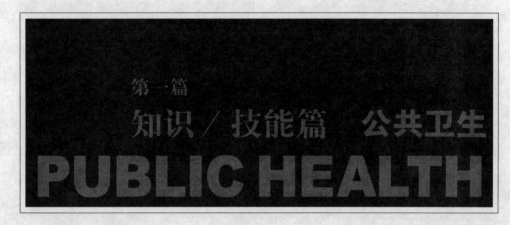

第一篇
知识／技能篇　公共卫生
PUBLIC HEALTH
training material

艾滋病

Acquired Immunodeficiency Syndrome

汪宁（中国疾病预防控制中心性病艾滋病预防控制中心　100050）
WANG Ning

艾滋病全称获得性免疫缺陷综合征（Acquired Immunodeficiency Syndrome，AIDS），是一种由人类免疫缺陷病毒（Human Immunodeficiency Virus，HIV）感染引起的传染病。

我国从1985年发现首例AIDS病例和HIV感染者，现已波及到全国31个省市，疫情仍在不断上升，进入了增长期。由于影响流行的各种社会经济因素不断增强，如吸毒、卖淫、嫖娼现象的存在，性观念的改变、性病人数的不断增加、流动人口剧增、经血传播，尤其人们对预防HIV感染知识的缺乏等，都成为我国艾滋病流行的因素。

1 病原学

1.1 特征

HIV属于逆转录病毒科慢病毒属中的人类慢病毒组，为直径约100～120 nm的球形颗粒，由核心和包膜两部分组成。核心包括两条单股RNA链、核心结构蛋白和病毒复制所必须的酶类，含有逆转录酶（RT，P51/P66），整合酶（INT，P32）和蛋白酶（P1，P10）。核心外面为病毒衣壳蛋白（P24，P17）。病毒的最外层为包膜，其中嵌有gp120（外膜糖蛋白）和gp41（跨膜糖蛋白）两种糖蛋白。

HIV基因全长约9.8 kb，含有gag、pol、env共3个结构基因、2个调节基因（tat反式激活因子、rev毒粒蛋白表达调节子）和4个辅助基因（nef 负调控因子、vpr 病毒γ蛋白、vpu 病毒μ蛋白和vif 毒粒感染性因子）。

HIV是一种变异性很强的病毒，各基因的变异程度不同，env基因变异率最高。HIV发生变异的主要原因包括逆转录酶无校正功能导致的随机变异；宿主的免疫选择压力；不同病毒DNA的ARV、病毒DNA与宿主DNA之间的基因重组；药物选择压力，其中不规范的抗病毒治疗是导致耐药性的重要原因。

1.2 亚型

根据HIV基因差异，分为HIV-1型和HIV-2型，两型间氨基酸序列的同源性为40%～60%。目前全球流行的主要是HIV-1。HIV-1可进一步分为不同的亚型，包括M亚型组（主要亚型组）、O亚型组和N亚型组，其中M组有A、B、C、D、E、F、G、H、I、J、K共11个亚型。此外，近年来发现多个流行重组型。HIV-2的生物学特性与HIV-1相似，但其传染性较低，引起的艾滋病临床进展较慢，症状较轻。HIV-2型至少有A、B、C、D、E、F、G共7个亚型。

我国以HIV-1为主要流行株，已发现的有A、B（欧美B）、B'（泰国B）、C、D、E、F和G共8个亚型，还有不同流行重组型。1999年起在部分地区发现并证实我国有少数HIV-2型感染者。及时发现并鉴定HIV各种亚型对于追踪流行趋势、及时做出诊断、开发新的诊断试剂、新药研制和疫苗开发均具有重要意义。

1.3 致病性

1.3.1 病毒感染过程

HIV需借助于易感细胞表面的受体进入细胞，包括第一受体（CD4是主要受体）和第二受体（CCR5和CXCR4等辅助受体）。根据HIV对辅助受体利用的特性将HIV分为X4和R5毒株。R5型病毒通常只利用CCR5受体，而X4型病毒常常同时利用CXCR4、CCR5和CCR3受体，有时还利用CCR2b受体。

1.3.1.1 吸附及穿入：HIV-1感染人体后，选择性地吸附于靶细胞的CD4受体上，HIV-1的外膜糖蛋白gp120首先与第一受体结合，然后gp120再与第二受体结合，gp120构象改变，与gp41分离，最终导致HIV与宿主细胞膜融合进入细胞。

1.3.1.2 环化及整合：病毒RNA在逆转录酶作用下，形成cDNA，在DNA聚合酶作用下形成双股DNA，在

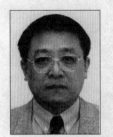

汪宁（1959-），男，江苏人，教授，博士生导师，公共卫生与流行病学，中国疾病预防控制中心，性病艾滋病预防控制中心副主任。

整合酶的作用下，新形成的非共价结合的双股DNA整合入宿主细胞染色体DNA中。这种整合的病毒双股DNA即前病毒。

1.3.1.3 转录及翻译：前病毒被活化而进行自身转录时，病毒DNA转录形成RNA，一些RNA经加帽加尾成为病毒的子代基因组RNA；另一些RNA经拼接而成为病毒mRNA，在细胞核蛋白体上转译成病毒的结构蛋白和非结构蛋白，合成的病毒蛋白在内质网核糖体进行糖化和加工，在蛋白酶作用下裂解，产生子代病毒的蛋白和酶类。

1.3.1.4 装配、成熟及出芽：Gag蛋白与病毒RNA结合装配成核壳体，通过芽生从胞浆膜释放时获得病毒体的包膜，形成成熟的病毒颗粒。

1.3.2 抗HIV免疫反应

以特异性免疫反应为主：（1）特异性体液免疫：HIV进入人体后2～12周，人体免疫系统即产生针对HIV蛋白的各种特异性抗体，其中仅中和性抗体具有抗病毒作用。（2）特异性细胞免疫：主要有特异性CD4+T淋巴细胞免疫反应和特异性细胞毒性T淋巴细胞反应（CTL）。

感染HIV后体内CD4+T淋巴细胞数量不断减少，急性感染期以CD4+T淋巴细胞数量短期内一过性迅速减少为特点，大多数感染者未经特殊治疗，CD4+T淋巴细胞数可自行恢复至正常水平或接近正常水平；无症状感染期以CD4+T淋巴细胞数量持续缓慢减少为特点，此期持续时间变化较大，平均持续约8年左右；进入有症状期后，CD4+T淋巴细胞再次较快速地减少，多数感染者CD4+T淋巴细胞数在$350/mm^3$以下，部分晚期病人CD4+T淋巴细胞数甚至降至$200/mm^3$以下，并快速减少。同时、还有CD4+T淋巴细胞功能障碍。

1.4 抵抗力

HIV在外界环境中的生存能力较弱，比乙型肝炎病毒（HBV）的抵抗力低得多。因此，对HBV有效的消毒和灭活方法均适用于HIV。HIV不耐酸，较耐碱；酒精具有良好的灭活作用，75%的酒精也可灭活HIV；但紫外线或γ射线不能灭活HIV。

HIV对热很敏感，对低温耐受性强于高温。56℃处理30分钟可使HIV在体外对人的T淋巴细胞失去感染性，但不能完全灭活血清中的HIV；世界卫生组织推荐100℃20分钟可将HIV完全灭活。

2 流行病学

艾滋病自发现至今仍在全球肆虐，截止2005年底，估计已造成6 200万人感染，其中2 500万人已死亡。艾滋病在1985年传入我国。

2.1 传染源

HIV感染者和AIDS病人是本病的唯一传染源。

2.2 传播途径

HIV感染者的血液、精液、阴道分泌物、乳汁等都带有HIV病毒。因此，HIV的传播主要通过以下3种途径。

2.2.1 性接触（包括同性、异性和双性性接触）传播是最常见的传播途径，全世界的HIV感染约75%是经性途径传播的。同性恋者、异性恋者和双性恋者均可因性接触HIV感染者而相互传染。肛交是最危险的性接触传播途径。HIV的传播与许多因素有关，如性伴数、性伴的感染情况、是否患有梅毒等其他性病以及生殖器官是否有损害、性交的方式、性交时是否采用了保护性措施以及性伴是否吸毒等。

2.2.2 通过血液及血制品（包括共用针具静脉吸毒、介入性医疗操作等）传播，HIV通过血液和血液制品传播具有很高的传播概率，几乎达到了100%。输血感染与受血者的年龄、受血量有密切关系。我国目前的感染者中，因共用注射器而感染HIV的吸毒者占感染者总数的1/3左右。HIV感染者的组织和器官的血液、淋巴细胞中都带有HIV。因此，对献血员和组织器官捐献者进行血液检测是杜绝输血和器官移植传播HIV最有效的办法。

2.2.3 通过母婴（包括产前、产中和产后）传播，感染了HIV的妇女，在怀孕时HIV可以通过胎盘使宫内胎儿感染，分娩时HIV可以通过产道感染婴儿，婴儿也可以通过母乳喂养而感染HIV。

2.2.4 日常生活接触不会传播HIV/AIDS。根据世界卫生组织的标准观点，如一般性的身体接触、握手、拥抱、礼节性亲吻、同吃同饮，共用厕所和浴室，共用办公室、公共交通工具、娱乐设施等日常生活接触不会传播艾滋病。

2.3 易感人群

人群普遍易感。HIV感染与人类的行为密切相关，男性同性恋者、静脉药物依赖者、与HIV感染者经常有性接触者以及经常输血（特别是未经严格检测的血液和血制品）者（如血友病人）都属于高危险群体。

2.4 我国AIDS流行现状及趋势

截止2005年底，专家估计我国现存活的HIV感染者约65万，其中AIDS病人7万。疫情已覆盖全国所有省、自治区、直辖市，流行范围广，面临艾滋病发病和死亡高峰期，我国的艾滋病已由吸毒、暗娼等高危人群开始向一般人群扩散。

2.4.1 地区分布

随着经济快速发展、人口流动的增加、地区间发展的不平衡以及部分地区存在经输血感染方式等因素，增加了HIV传播机会。我国HIV/AIDS感染的情况，以云南、河南、广西、广东、新疆等省份较较严重。

2.4.2 时间分布

HIV的感染无明显的季节性。HIV/AIDS疫情随着主要流行因素的变化而变化。

2.4.3 人群分布

总体上，男性感染者多于女性。以青壮年为主，由于该年龄组人群正处于性活跃期，且又是主要的劳动力，感染了HIV后，对家庭和社会经济都将带来极大的影响和损失。

2.5 主要的流行因素

2.5.1 高危行为人数的增加

目前共用注射器的静脉吸毒者是我国HIV感染的最主要途径，有调查表明，超过50%注射毒品者共用注射器具；从事卖淫活动以及男性同性恋人群在危险性行为中，坚持使用安全套的比例仍处于较低水平，由此增加了性传播的危险。

2.5.2 知识缺乏和社会歧视

社会公众，尤其是脆弱人群严重缺乏艾滋病相关知识；仅有14%～30%的人知道安全套可以用来预防HIV的感染；75%被调查者表示将躲避HIV感染者及AIDS病人；45%的人认为感染HIV是道德败坏的结果；知识缺乏和误解是造成对HIV感染者和AIDS病人歧视的重要原因之一，同时也加剧了艾滋病的流行。

2.5.3 经输血和其他医源性感染

边远地区卫生条件差、医疗器械消毒不彻底、医务人员消毒不严格、操作不规范等情况时有发生，在注射、输血、分娩等过程中存在不安全医疗操作，也是艾滋病等疾病传播的原因。

2.5.4 人口流动

经济的发展、城市化的促进，加快了人口的流动，而这些流动人口多为性活跃人群，人口的大量迁移和流动，也为HIV/AIDS的传播提供了机会。

3 实验室检测

HIV/AIDS的实验室检测方法包括HIV抗体、病毒载量、CD4$^+$T淋巴细胞、P24抗原检测等。HIV-1/2抗体检测是HIV感染诊断的金标准，病毒载量测定和CD4$^+$T淋巴细胞计数是判断疾病进展、临床用药、疗效和预后的两项重要指标。小于18月龄的婴儿HIV感染诊断可以采用核酸检测方法，以2次核酸检测阳性结果作为诊断的参考依据，18月龄以后再经抗体检测确认。

3.1 HIV-1/2抗体检测

包括筛查试验（含初筛和复测）和确认试验。HIV1/2抗体筛查检测方法包括酶联免疫试验（ELISA）、快速检测（快速试纸条和明胶颗粒凝集试验）等。ELISA是常用的抗体筛查方法，但随着自愿咨询检测（VCT）工作的开展，也可采用快速检测。HIV抗体确认试验常用的方法是免疫印迹法（WB）。

筛查试验呈阴性反应可出具HIV-1/2抗体阴性报告。筛查试验呈阳性反应，不能出具阳性报告，只可出具"HIV抗体待复查"报告。经确认试验HIV-1（或HIV-2）抗体阳性者，出具HIV-1（或HIV-2）抗体阳性确认报告，并按规定做好咨询、保密和报告工作。

3.2 HIV病毒载量测定

病毒载量一般用血浆中每毫升HIV-RNA的拷贝数（c/ml）来表示。病毒载量测定的临床意义包括预测疾病进程、提供开始抗病毒治疗依据、评估治疗效果、指导治疗方案调整，也可作为HIV感染早期诊断的参考指标。

3.3 CD4$^+$T淋巴细胞检测

CD4+ T淋巴细胞是HIV感染最主要的靶细胞，HIV感染人体后，出现CD4+ T淋巴细胞进行性减少，CD4+/CD8+ T细胞比值倒置现象。目前常用的CD4+ T淋巴细胞亚群检测方法为流式细胞术。

CD4+ T淋巴细胞计数的临床意义是：了解机体的免疫状态和病程进展、确定疾病分期和治疗时机、判断治疗效果和HIV感染者的临床合并症。

4 临床

4.1 临床表现与分期

4.1.1 急性期

通常发生在初次感染HIV后2~4周左右。部分感染者出现HIV病毒血症和免疫系统急性损伤所产生的临床症状。大多数病人临床症状轻微，持续1~3周后缓解。临床表现以发热最为常见，可伴有咽痛、盗汗、恶心、呕吐、腹泻、皮疹、关节痛、淋巴结肿大及神经系统症状。

此期在血液中可检出HIV-RNA和P24抗原，而HIV抗体则在感染后数周才出现。CD4+ T淋巴细胞计数一过性减少，同时CD4/CD8比率亦可倒置。部分病人可有轻度白细胞和血小板减少或肝功能异常。

4.1.2 无症状期

可从急性期进入此期，或无明显的急性期症状而直接进入此期。此期持续时间一般为6~8年。其时间长短与感染病毒的数量、型别、感染途径、机体免疫状况的个体差异、营养条件及生活习惯等因素有关。在无症状期，由于HIV在感染者体内不断复制，免疫系统受损，CD4+ T淋巴细胞计数逐渐下降，同时具有传染性。

4.1.3 艾滋病期

此为感染HIV后的最终阶段。病人CD4+ T淋巴细胞计数明显下降，多<200/mm³，HIV血浆病毒载量明显升高。此期主要临床表现为HIV相关症状、各种机会性感染及肿瘤。

4.1.3.1 HIV相关症状：主要表现为持续一个月以上的发热、盗汗、腹泻；体重减轻10%以上。部分病人表现为神经精神症状，如记忆力减退、精神淡漠、性格改变、头痛、癫痫及痴呆等。另外还可出现持续性全身性淋巴结肿大，其特点为：（1）除腹股沟以外有两个或两个以上部位的淋巴结肿大；（2）淋巴结直径≥1厘米，无压痛，无粘连；（3）持续时间3个月以上。

4.1.3.2 各系统常见的机会性感染及肿瘤：（1）呼吸系统：卡氏肺孢子虫肺炎（PCP）、肺结核、复发性细菌、真菌性肺炎；（2）中枢神经系统：隐球菌脑膜炎、结核性脑膜炎、弓形虫脑病、各种病毒性脑膜脑炎；（3）消化系统：白色念珠菌食道炎，及巨细胞病毒性食道炎、肠炎；沙门氏菌、痢疾杆菌、空肠弯曲菌及隐孢子虫性肠炎；（4）口腔：鹅口疮、舌毛状白斑、复发性口腔溃疡、牙龈炎等；（5）皮肤：带状疱疹、传染性软疣、尖锐湿疣、真菌性皮炎和甲癣；（6）眼部：巨细胞病毒性及弓形虫性视网膜炎；（7）肿瘤：恶性淋巴瘤、卡波氏肉瘤等。

4.1.3.3 需要注意的是：艾滋病期的临床表现呈多样化，并发症也不尽相同，所发疾病与当地流行率密切相关。

4.2 诊断

4.2.1 诊断原则

HIV/AIDS的诊断需结合流行病学史（包括不安全性生活史、静脉注射毒品史、输入未经抗HIV抗体检测的血液或血液制品、HIV抗体阳性者所生子女或职业暴露史等）、临床表现和实验室检查等进行综合分析，慎重作出诊断。诊断HIV/AIDS必须是HIV抗体阳性（经确认试验证实），而HIV RNA和P24抗原的检测有助于HIV/AIDS的诊断，尤其是能缩短抗体"窗口期"和帮助早期诊断新生儿的HIV感染。

4.2.2 诊断标准

有流行病学史、实验室检查HIV抗体阳性，加上述各项中的任何一项，即可诊断为艾滋病。或者HIV抗体阳性，而CD4+ T淋巴细胞数<200/mm³，也可诊断为艾滋病。

4.3 抗逆转录病毒治疗（ART）

4.3.1 成人及青少年开始ART的指征和时机

急性感染期无论CD4细胞计数为多少，推荐ART。无症状感染期如CD4细胞计数>350/mm³，无论血浆病毒载量的值为多少，推荐定期复查，暂不ART；如CD4细胞计数在200~350/mm³之间，定期复查，出现以下情况之一即进行ART：（1）CD4细胞计数在1年内下降大于30%；（2）血浆病毒载量＞100 000/ml；（3）患者迫切要求ART，且保证有良好的依从性。艾滋病期无论CD4细胞计数为多少，均须进行ART。

在开始进行ART前，如果病人存在严重的机会性感染，应控制感染后，再开始ART。

4.3.2 婴幼儿和儿童开始ART的指征和时机

对于小于18个月婴儿体内有来自母体抗 HIV抗体，因此首选应用HIV DNA PCR法检测，阳性可早期诊断HIV感染。考虑到婴幼儿病情进展要比大龄的儿童和成人快，对于<12个月龄的婴幼儿，可不考虑病毒学、免疫学指标及是否伴有临床症状的改变，均建议ART。1岁以上的儿童，艾滋病期或CD4$^+$ T淋巴细胞的百分数<15%建议ART；如果CD4$^+$ T淋巴细胞的百分数介于15%～20%之间，推荐ART；如果介于21%～25%之间建议延迟ART、密切监测患者CD4$^+$ T淋巴细胞百分数的变化。无临床症状，CD4$^+$ T淋巴细胞的百分率>25%，建议延迟ART，定期随访、监测临床表现、免疫学及病毒学指标的变化。

4.3.3 几种推荐用药方案

每种方案都有其优缺点，例如毒性、耐药性对以后治疗产生的影响、实用性和可行性等，需根据病人的具体情况来掌握。根据我国现已有药物为基础推荐以下几种组合方案：一线推荐方案：AZT（或d4T）+3TC+EFV（或NVP）。二线替代方案：AZT（或d4T）+3TC+IDV或ddI + d4T+ EFV（或NVP）；或AZT+ddI+EFV（或NVP）。

4.3.4 疗效的评估

ART的有效与否主要是通过以下三个方面进行评估：病毒学指标（对于ART的患者，大多数患者血浆中病毒载量的水平4周内应下降1个log以上，在ART后的3～6个月，病毒载量即可达到检测不到的水平）、免疫学指标（经ART 3个月后，CD4$^+$ T淋巴细胞计数与治疗前相比增加了30%即提示治疗有效，或在ART第一年后CD4$^+$ T淋巴细胞计数增长100个/mm^3，提示治疗有效）和临床症状（当治疗有效时，临床症状能够缓解，机会性感染的发病率和艾滋病的死亡率可以大大降

低）。病毒学的改变是最重要的指标。

4.3.5 依从性

临床研究表明，在ART过程中患者漏服药物达5%以上时，则很难达到治疗成功的目标，故在应用ART之前应与患者有充分的交流，让他们了解治疗的必要性，治疗后可能出现的不适，依从的重要性，服药后必须进行定期的检测，以及在发生任何不适时应及时与医务人员联系。同时要得到其家属或朋友的支持，以提高患者的依从性。

5 控制与预防

预防和控制艾滋病最现实、最有效的办法就是针对其传播途径，通过健康教育和咨询来促进健康管理人们的行为，阻断艾滋病病毒经血、性和母婴三条传播途径。同时，在医疗卫生单位要规范各项有关操作规程，防止HIV医源性传播。

5.1 传染源的管理

5.1.1 疫情报告

一旦发现HIV/AIDS者应立即向上级疾病预防控制中心报告。

5.1.2 HIV/AIDS者的医学管理

密切随访观察HIV/AIDS者的病情变化，提供医学、心理咨询，为防止HIV传播而采取的综合性措施。

5.1.3 其他相关人员的管理

对HIV/AIDS者的配偶和性接触者、与HIV/AIDS者共用注射器的吸毒者、HIV/AIDS者所生的子女，以及其他相关的接触者进行恰当的HIV的检测，为他们提供相应的咨询服务。

5.2 传播途径的控制

5.2.1 控制输（受）血传播

控制和取缔有偿献血，普及义务献血是控制HIV经输血传播的有效措施。对所有献血员都要进行严格的HIV检测，以保证安全供血。

5.2.2 控制医源性传播

加强医院管理、严格消毒制度、减少医院交叉感染的机会是控制医源性传播的关键，同时要注意职业暴露感染的可能性。

5.2.3 加强戒毒措施

这是控制HIV经吸毒途径传播的根本措施，如为静脉吸毒者采用美沙酮剂量的递减维持法来代替吸毒者对海洛因或其他毒品的需求，通过向静脉注射毒品者提供清洁针具交换，达到使用清洁卫生和不再共用注射器的目的，都可以降低HIV在该类人群中的传播机会。

5.2.4 控制母婴传播

控制HIV经母婴途径传播尤为重要。在措施方面，要加强检测，对HIV阳性的妇女做好咨询工作，劝其不要生育。对已经感染HIV的孕妇，应该用药物在妊娠期和妊娠后阻断HIV。分娩后，HIV感染的母亲应使用人工喂养来替代母乳喂养。做好新生儿的随访工作，定期随访，密切注意新生儿的感染情况。

5.2.5 控制经性传播

提倡安全性行为是指没有传播HIV的危险或传播危险非常小的性行为，具体包括：保持单一的、彼此忠诚的性关系是最安全的性行为，避免与不了解的人发生性关系，如果不了解或不肯定性伴的情况，在性生活中应坚持正确使用质量可靠的安全套。虽然安全套提供了一种物理屏障，避免直接接触性伴的体液，但也不能保证100%安全。

5.3 艾滋病的预防

5.3.1 健康教育

主要有：（1）在一般人群中开展健康教育，应着重在HIV/AIDS和性病知识教育和法制、道德教育，以及尊重HIV/AIDS病人并提供帮助的教育。《中国预防与控制艾滋病中长期规划》中提出的普通人群AIDS健康教育目标：全民掌握预防AIDS、性病基本知识，知晓率在城市达到70%以上，农村达到40%以上。（2）针对高危人群的健康教育内容包括："减少危害"教育，如对静脉吸毒者针具消毒的教育，对有多性伴者及HIV/AIDS者配偶或性伴使用安全套的教育；健康咨询，如在性病门诊医务人员有责任在诊治疾病过程中向患者提供健康教育咨询，应鼓励患者在治疗期间使用安全套，劝说其配偶或性伴也来求诊，防止疾病蔓延，应告诉他们安全套不仅可以避孕，还能预防通过性途径传播的疾病，同时还应当使其理解安全套预防AIDS的效果虽然不是100%，但远比不使用安全套要安全，并且要告诉他们如何正确使用安全套。（3）针对医务人员

的教育与培训：对医务人员的AIDS相关业务培训十分紧迫。一方面在医务人员中存在对AIDS的认识模糊，不愿为HIV/AIDS患者服务的倾向；另一方面，疑似AIDS病人出现在门诊时，往往不能识别，造成误诊、漏诊，因此不能做到早发现、早诊断。

5.3.2 自愿咨询与检测（VCT）

这是建立在受检者知情同意的基础上，咨询员和受检者之间的保密性谈话，共同讨论HIV检测问题，目的是帮助受检者承受压力及做出决定。但必须满足伦理和受益原则，具体包括：（1）知情同意：咨询和检测必须是受检者本人自愿决定，如果受检者认为不能保证自己最佳受益的原则，可以拒绝咨询。（2）保密性：咨询和检测应遵循保密原则以保护受检者隐私，必须保证受检者HIV检测结果的保密性，对于检测结果是否通知他人或信息共享必须由受检者本人决定。

5.3.3 HIV-1职业暴露的处理

HIV-1的职业暴露是指卫生保健人员在职业工作中与HIV感染者的血液、组织或其他体液等接触而具有感染HIV的危险，理论上有可能传播HIV，但实际上这种传播的危险非常小。

职业暴露后的处理原则：用肥皂液和流动的清水清洗被污染局部；污染眼部等粘膜时，应用大量生理盐水反复对粘膜进行冲洗；存在伤口时，应轻柔挤压伤处，尽可能挤出损伤处的血液，再用肥皂液和流动的清水冲洗伤口；用75%的酒精或0.5%碘伏对伤口局部进行消毒、包扎处理。

职业暴露后预防性抗逆转录病毒治疗：在发生职业暴露后尽可能在最短的时间内（尽可能在2小时内）进行预防性用药，最好不超过24小时，但即使超过24小时，也建议实施预防性用药。基本用药方案AZT+3TC首选组合；强化用药方案AZT+3TC+IDV首选组合。基本用药方案和强化用药方案的疗程均为连续服用28天。

HIV-1职业暴露程度分级：（1）一级暴露：暴露源为体液或者含有体液、血液的医疗器械、物品；暴露类型为暴露源沾染了不完整的皮肤或粘膜，但暴露量小且暴露时间较短。（2）二级暴露：暴露源为体液或者含有体液、血液的医疗器械、物品；暴露类型为暴露源

沾染了不完整的皮肤或粘膜，暴露量大且暴露时间较长；或暴露类型为暴露源刺伤或割伤皮肤，但损伤程度较轻，为体表皮肤擦伤或针刺伤（非大型空心针或深部穿刺针）。（3）三级暴露：暴露源为体液或含有体液、血液的医疗器械、物品；暴露类型为暴露源刺伤或割伤皮肤，但损伤程度较重，为深部伤口或割伤物有明显可视的血液。

5.3.4 阻断HIV感染的母婴垂直传播

其有效措施为：产科干预+抗病毒药物干预+人工喂养。应用此综合措施，可使母婴垂直传播率降低为1%～2%。

5.3.4.1 终止妊娠

对于已确定的艾滋病病毒感染孕妇要给予相关知识的指导，使其认识到艾滋病病毒感染的危害，强调妊娠、分娩和产后哺乳有将艾滋病病毒传染给胎婴儿的危险，但是否终止妊娠应根据其个人意愿而定，并应进行产前咨询。

5.3.4.2 分娩方式

（1）剖宫产分娩：择期剖宫产可降低母婴传播机率，但急诊剖宫产对预防艾滋病母婴传播的没有明显作用。一般择期剖宫产的时机选择在妊娠38周。

（2）阴道分娩：应积极缩短产程，除非有必要的产科指征，否则避免使用会阴侧切术、产钳或吸引器助产等。

5.3.4.3 抗逆转录病毒药物干预

对孕妇进行抗病毒治疗时，必须权衡抗病毒药物对孕妇、胎儿和新生儿的影响。目前常用治疗方案为：AZT+NVP联合用药，AZT+3TC联合用药，维乐命（NVP）方案。

5.3.4.4 产后阻断

提供喂养咨询；选择人工喂养；指导正确的喂养技术，单纯母乳喂养从产妇体内挤出的母乳进行消毒处理后再哺乳，通常的方法是巴氏消毒法。

5.3.4.5 HIV的消毒

HIV的消毒主要是针对被HIV/AIDS者的血液、体液污染的医疗用品、诊疗环境、生活场所以及一些物品，所用过的敷料、纱布、衣物等。

HIV的消毒可根据消毒物品选择适宜的物理方法或化学消毒剂。对污染的废弃物可采用焚烧的方法，某些物品特别是需要重复使用的，可用煮沸或高压蒸汽消毒。不宜煮沸的物品，可用2%戊二醛、75%酒精等浸泡10分钟后再洗净。家用漂白粉、次氯酸钠以及酒精等常用于污染的环境及物体表面的消毒。消毒药品的浓度及使用方法应根据产品说明书操作。一般用于乙型肝炎的消毒药物，完全可以用于艾滋病病毒的消毒。

在家庭中一般护理HIV/AIDS者后，用肥皂仔细洗手是最简便和有效的防护措施。特别是接触HIV/AIDS者的体液和排泄物（血液、精液、阴道分泌物、尿、粪便及呕吐物等）或处理被体液污染过的地方，一定要戴橡胶手套，先用卫生纸抹净这些体液，并将用过的卫生纸装入塑料袋内扎紧后焚烧处理；再用2%漂白粉溶液或配置好的75%酒精、过氧乙酸仔细擦拭干净。HIV/AIDS者最好使用一次性针头、针管，使用后要放入硬外壳的容器集中焚烧，如用玻璃针管，用后一定要煮沸20分钟彻底消毒，并且要专用于感染者或病人本人，不要与他人混用。

6 政策与管理

中央十分重视艾滋病防治工作，确定了我国艾滋病防治的方针和以预防和宣传教育为主，标本兼治、综合治理的原则。

1998年由国务院下发了《中国预防与控制艾滋病中长期规划（1998～2010年）》。2001年下发了《中国遏制与预防艾滋病行动计划（2001～2005年）》。

2003年我国政府提出了"四免一关怀"政策，即：国家实施艾滋病自愿免费血液初筛检测；对农民和城镇经济困难人群中的艾滋病患者实行免费抗病毒治疗；对艾滋病患者遗孤实行免费就学；对孕妇实施免费艾滋病咨询，筛查和抗病毒药物治疗；将生活困难的艾滋病患者及其家庭纳入政府救助范围。

医务人员有治疗护理艾滋病病人的义务，没有拒绝治疗护理艾滋病病人的权利。拒绝治疗护理艾滋病病人对病人及其家属、对强化艾滋病病人的歧视、对愿意治疗的其他医生、对社会应付艾滋病挑战引致严重负面后果。因此医务人员不应该因恐惧或偏见而歧视血清阳性的病人，应该以同情和尊重病人的态度，提供科学的、

学习提纲

1. 掌握艾滋病的诊断方法及预防与控制措施。
2. 熟悉艾滋病传播的影响因素以及临床表现。
3. 了解艾滋病的传播途径和易感人群。

有质量的治疗和护理,如果不能提供为治疗和护理艾滋病病人所服务的医务人员,应将病人介绍到有条件、能够提供相应服务的医务人员或单位。

医务人员以及其他人有尊重AIDS病人和HIV感染者的隐私和保密的义务,不将他们的隐私透露给与治疗和护理他们无关的任何人。当医务人员知道HIV感染者威胁第三者时,医务人员应该首先努力说服HIV感染者不要将HIV病毒传给第三者,如果说服失败,报告单位领导处理;如果单位没有采取行动,直接报告给受到威胁的第三者。

参考文献

1　国家技术监督局.《中华人民共和国国家标准,HIV/AIDS诊断标准及处理原则(试行)》[S]北京:国家标准出版社,2001.

2　中华医学会.《艾滋病诊断治疗指南》,2005年.

3　中国疾病预防控制中心.《全国艾滋病检测技术规范》,2004.

4　邵一鸣.《艾滋病病毒与艾滋病的发病机制(第二版)》[M].北京:科学出版社,2000.

5　汪宁.疾病预防控制人员诊断指南[M].北京:人民卫生出版社,2000.

6　Clinical aspects of HIV/AIDS. World Health Organization [M]. Regional Office for South-East Asia New Delhi, 2002.

7　Jane M Ingham, Maria Farooqi. Assessment of Physical Symptoms.A clinical Guide to Supportive and Palliative Care for HIV/AIDS [M]. U.S: Department of Health and Human Services, 2003.

8　Dragic T, Litwin V, Allaway GP, et al. HIV-1 entry into CD4+ cells is mediated by the chemokine receptor CC-CKR-5 [J]. Nature, 1996, 381: 667-673.

9　Chaisson RE, Keruly JC, Moore RD. Race,sex,drug use,and progression of human immunodeficiency virus disease [J]. N Engl J Med, 1995, 333: 751-756.

10　Ho DD, Neumann AU, Perelson AS, et al. Rapid turnover of plasma virions and CD4 lymphocytes in HIV-1 infection [J]. Nature, 1995, 373:123-126.

11　Autran B, Carcelain G, Li TS, et al. Positive effects of combined antiretroviral therapy on CD4+ T cell homeostasis and function in advanced HIV disease[J]. Science, 1997, 277:112-116.

12　Daar E Little S, Pitt J, et al. Diagnosis of primary HIV-1 infection [J]. Ann Intern Med, 2001, 134:25-29.

试 题

1.HIV发生变异的主要原因包括（　　）

　A.逆转录酶无校正功能导致的随机变异

　B.宿主的免疫选择压力

　C.不同病毒DNA之ARV、病毒DNA与宿主DNA之间的基因重组

　D.药物选择压力

2.以下哪种方式可以灭活HIV（　　）

　A.75%的酒精也可灭活HIV

　B.紫外线

　C.γ射线

　D.100℃20分钟可将HIV完全灭活

3.HIV的传播主要通过以下哪种途径（　　）

　A.性接触

　B.血液及血制品(包括共用针具静脉吸毒、介入性医疗操作等)

　C.母婴(包括产前、产中和产后)传播

　D.日常生活接触

4.以下哪些人群是艾滋病的高危险群体

　A.男性同性恋者

　B.静脉药物依赖者

　C.与HIV感染者经常有性接触者

　D.经常输血者(特别是未经严格检测的血液和血制品)

5.以下哪种方法是HIV感染诊断的金标准（　　）

　A.HIV抗体　　　　　　　　B.病毒载量

　C.CD4+ T淋巴细胞　　　　D.P24抗原检测

6.艾滋病是由＿＿＿＿＿病毒感染引起的传染病。

7.名词解释:特异性体液免疫、特异性细胞免疫

8.简述艾滋病疫情不断上升的影响因素。

9.简述CD4+ T淋巴细胞计数的临床意义。

10.简述HIV的淋巴结肿大的特点。

11.简述卫生保健人员HIV职业暴露后的处理原则。

结核

Tubercle

刘剑君（中国疾病预防控制中心结核病预防控制中心，北京，100050）
LIU Jian-jun

结核病又称为痨病或"白色瘟疫"，是长期伴随着人类的一种古老传染病。在历史上，结核病曾在全世界广泛流行，成为危害人类的主要杀手。20世纪50年代以来，在不断发现有效抗结核药物的情况下，结核病的流行得到了一定的控制。但是，近年来，由于不少国家对结核病防治工作的忽视，减少了财政投入，再加上人口的增长、流动人口的增加和艾滋病的传播等因素，使结核病流行的下降趋势变缓，有的国家和地区甚至还有所回升。世界卫生组织于1993年宣布"全球结核病紧急状态"，确定每年的3月24日为"世界防治结核病日"。

1 病原学

结核病是由结核杆菌感染引起的慢性传染病。结核杆菌可侵入人体全身各种器官，但主要侵犯肺脏。结核杆菌主要包括结核分枝杆菌和牛分枝杆菌。结核分枝杆菌是引起人类结核病的主要病原体；此外，牛分枝杆菌除引起牛结核病外，少数人类结核病也由其引起。典型的结核杆菌的形态呈细长笔直或稍弯曲，抗酸杆菌染色阳性。结核杆菌生长缓慢，培养时间需8天以上，乃至8周，不论对物理和化学因素的作用均较一般致病菌的抵抗力强。

2 传染源、传播途径和易感人群

排菌的肺结核患者是结核病的传染源，其中痰涂片检查阳性的肺结核患者是最重要的传染源。

在病人咳嗽、打喷嚏或大声说话时，肺部病灶中的结核杆菌可随呼吸道分泌物排出到空气中，形成可悬浮的微滴核。经空气传播是主要途径，飞沫传染为最常见的方式。人群对结核杆菌普遍易感。

3 我国结核病的流行现状

2000年第四次全国结核病流行病学抽样调查报告显示，活动性和涂阳肺结核的患病率分别为367/10万和122/10万，与1990年比较，年递降率分别为5.4%和3.2%。估算全国现有活动性肺结核病人450万，其中，涂阳肺结核病人150万。流行病学抽样调查报告还显示，我国每年大约有13万人死于结核病，结核病的死亡居各种死因顺位的第9位；结核病死亡占结核病与传染病、寄生虫病死亡总的的65.1%，是其他各种传染病、寄生虫病死亡总的的2倍；在结核病的死亡中，以肺结核死亡为主，占90.2%，肺外结核占9.8%；结核病的疫情在经济不发达的中西部地区最高，比经济发达的东部沿海省份高出2倍；全国大约80%的结核病人来自农村。

4 常用的结核病流行病学指标

4.1 感染率和年感染率

感染率指一定地区、一定人群在一定时间已感染结核菌的频率，以百分率表示；年感染率指一定地区未感染结核菌的人群中一年新感染的人数，以百分率表示。感染率反映的是结核菌感染的累积频率，是一种静态性指标；而年感染率是一年中人群受结核菌感染的危险程度，是一种动态性指标。

4.2 发病率和患病率

发病率指一定地区、一定人群、一定时间内（通常为一年）新发的肺结核病人数，通常以十万分率表示。根据计算时分子代表的病人类型的不同，可分为活动性肺结核发病率、涂阳发病率和菌阳发病率。患病率表示一定地区、某一人群中某一时点肺结核的频率，通常以十万分率表示。同样，根据计算时分子代表的病人类型的不同，可分为活动性肺结核患病率、涂阳患病率和菌阳患病率。患病率的分子是指截止调查时人群中现存的病人累积数，称之为现患病例，它不同于发病率的分子，后者仅是新发病例。

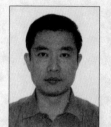

刘剑君（1962-），男，北京市人，研究员。主要研究方向：疾病控制政策研究，结核病预防与控制。任卫生部结核病专家咨询委员会委员；中华预防医学会理事；中国防痨协会常务理事；中华医学会结核分会常务理事。

4.3 登记率

由于结核病为慢性传染性疾病，其真正的发病率不易获得；同时，患病率的获得依赖于流行病学调查，需要花费人力、物力和财力并观察较大的样本量，往往间隔数年才进行患病率的调查。因此，实际工作中常采用新登记率和登记率来估计结核病人的发病和患病情况。

新登记率表示一定地区、一定人群在一定时间内（通常为一年内）肺结核病人新登记的人数，通常以十万分率表示。它有活动性肺结核新登记率、涂阳新登记率和菌阳新登记率等。新登记率是通过日常防治工作的登记制度而获得人群中肺结核新发病例的频率的方法。如果报告登记制度较完善，肺结核病人发现工作较充分，则能反映肺结核发生情况。否则，只能表达新病例发现工作的开展情况。

登记率表示一定地区、一定人群于年末所登记的肺结核病人数，通常以十万分率表示。可分为活动性肺结核登记率、涂阳登记率和菌阳登记率等。登记率是建立在日常登记制度基础之上的。如果报告登记制度较健全，结核病人发现工作较充分，则登记率能反映该地区肺结核现患情况；否则，只能表示该地区开展结核病登记与掌握病例的情况。

5 结核病防治措施

针对结核病流行过程的特点，结核病防治的主要环节是控制传染源，及时发现和有效治疗结核病患者。

5.1 诊断

肺结核的诊断是以细菌学为主，结合胸部影像学、病史和临床表现、必要的辅助检查及鉴别诊断，进行综合分析。咳嗽、咳痰≥3周或咯血是发现和诊断肺结核的重要线索，应予重视并及时进行相关检查。痰涂片显微镜检查是发现传染性肺结核病人最可靠的方法。每例初诊病人应至少涂片检查3份痰标本，有条件的单位可进行结核分枝杆菌培养检查。肺结核诊断分类可分为疑似病例、临床诊断病例和确诊病例。结核病临床分类分为原发性肺结核、血行播散性肺结核、继发性肺结核、结核性胸膜炎、肺外结核。

5.2 治疗

结核病的治疗原则是早期、联合、适量、规律和全程治疗。早期发现和治疗结核病，有利于药物渗透和分布以及巨噬细胞吞噬结核杆菌，从而促进炎症的吸收和组织的修复；联合用药可以利用药物的交叉杀菌作用，提高杀菌和灭菌能力，防止产生耐药性；在治疗过程中，根据病人的年龄和体重，参照抗结核药物的给药剂量，给予适当的药量；按照化疗方案，规律用药，可保持相对稳定的血药浓度，以达到杀灭结核杆菌的作用，并可避免诱发细菌的耐药性；应用抗结核药物后，病人的许多症状可在两个月左右消失，大部分敏感菌被杀死，但非敏感菌和细胞内结核杆菌仍可存活，必须坚持全程用药才能杀死这部分细菌，以达到治愈和减少复发的目的。

目前国家推荐的治疗方案为采用隔日用药方法的全程全间歇短程化疗方案。间歇化疗的理论基础是结核菌接触抗结核药物后具有一定的延缓生长期。该疗法使整个疗程的服药次数减少了一半，从而提高了病人化疗的依从性和医务人员的督导次数。

6 结核病防治规划

国家结核病防治规划（National Tuberculosis Control Programme，NTP）是制定结核病防治方针、政策和策略的基础和纲领。通过制定结核病防治规划，可以明确结核病防治的目的、目标、政策、策略、措施，从而达到统一的认识和行动，促进结核病疫情的下降。

我国从1981年起，根据不同阶段结核病的流行情况，相继下发了三个全国结核病防治十年规划，有效地指导和促进了不同时期结核病防治工作的开展。目前正在执行的是2001年10月国务院办公厅下发的《全国结核病防治规划（2001~2010年）》。

6.1 结核病防治规划的内涵

6.1.1 结核病防治规划的目的：减少结核病的死亡率、发病率和结核病的传播，同时预防耐药的发生，使结核病不再成为威胁人类健康的主要疾病，从而减少人类的痛苦及社会和经济负担对家庭及社会造成的影响。

6.1.2 结核病防治规划的目标：第44届世界卫生大会（1991年）制定了全球到2000年要求完成的目标，即

DOTS覆盖率达100%、涂阳病人治愈率达85%和新发涂阳病人发现率达70%。由于许多结核病高负担国家结核病防治进展缓慢，这个目标修改为到2005年完成。到2015年全球结核病的患病率和死亡率减少50%，发病率停止增长并开始出现负增长。

6.1.3 结核病防治规划的主要政策和策略

6.1.3.1 首先要取得高治愈率。在没有取得高治愈率之前，如果把防治的重点放在病人发现上，将产生慢性传染源和耐多药病人，对防治结核病不利。

6.1.3.2 必须对病人，至少是涂阳病人提供标准的短程化疗。治愈病人是最好的预防措施。

6.1.3.3 接种卡介苗（BCG）仍然在预防儿童重症结核方面起着重要的作用，因此，WHO建议那些结核病患病率高的国家，仍将婴幼儿卡介苗接种列入扩大免疫接种规划之中。

6.1.3.4 目前的结核病防治措施最符合费用/效益原则，要尽最大可能发挥现代结核病防治策略的作用。

6.1.3.5 将结核病纳入卫生服务中，充分发挥社区卫生工作者、志愿者、私人医生和非政府组织卫生工作者的作用，根据本国的实际情况调整适合当地情况的现代结核病防治策略。

6.2 结核病防治规划的实施

为了确保结核病防治规划的有效实施，就必须具备相应的支持条件。这些条件包括政府领导、人力和财力资源、技术规范、社会动员等等。

6.2.1 加强政府对结核病防治工作的领导：结核病防治工作是政府行为，必须加强政府对结核病防治工作的领导。各级政府应成立结核病防治领导小组，作为结核病防治的领导机构，负责制定结核病防治规划、实施计划和年度计划，组织协调各部门的关系，加强结核病服务网络和人力资源建设，将结核病防治经费纳入年度财政预算，对贫困地区给予技术援助和经费支持，有效利用国外援助项目，保证规划目标的实现。

6.2.2 制定经费预算，保证财力资源：结核病不仅是一个公共卫生问题，而且还是一个严重的社会、政治、经济问题，结核病的防治必须实施政府行为，必须由政府不间断地提供落实各项防治措施所需的经费。当制定结核病防治规划时，首先要考虑经费预算。经费预算内容包括结核病防治能力建设经费（包括机构的工作条件和人力资源）、落实防治措施经费（包括病人发现、治疗和管理）、保证规划质量的活动经费（包括培训、督导、监测、健康促进和应用性研究等）。此外，争取国际合作伙伴的支持、非政府组织的捐助、企业和个人的赞助等方面的资金，以保证将结核病防治措施落到实处。

6.2.3 建立健全各级结核病防治网络

6.2.3.1 国家级结核病防治机构：为政府制定有关结核病预防控制的规划、法规、规范及标准等提供技术支持，开展防治策略和防治措施研究；对全国结核病防治工作进行技术指导、督导检查和考核评价。

6.2.3.2 省、地（市）、县级结核病防治机构：省级结核病防治机构负责协助制定并实施全省结核病防治计划，对地（市）、县提供技术支持，进行督导，组织培训，药品采购供应，常规监测，质量控制和实施性研究；负责建立实验室网络，检查县级痰涂片质量；地（市）级结防机构，参照省级结防机构的职责，直接对所辖县（区）进行督导、培训及技术支持；县级结防机构是结核病防治规划的具体实施机构，负责病人发现和治疗管理及督导工作，检查乡级DOTS的实施情况。

6.2.4 制订全国结核病防治手册或指南：为统一结核病防治标准，需要制定结核病防治规划手册或指南，具体包括规划的组织结构、各级机构和人员的职责、病例的定义、发现病人方式、诊断标准、结核病的登记分类、治疗原则、登记表格、报告程序和时间、督导频度和方法、健康促进和药品的预算与管理等等。

6.2.5 建立显微镜检查的服务系统：结核病防治的主要目标是控制传染源，因此，结核病的实验室检查就显得尤为重要，需要建立结核菌的显微镜检查系统。该系统要具有必要的设备，在发现和治疗病人的基层单位要装备双目显微镜，并配备接受过痰涂片检查培训的技术人员；地（市）和省要建立结核菌培养、耐药监测系统，以适应监测和治疗耐药病人的需要；全国要建立痰涂片检查质量保证系统，定期开展痰涂片质量控制工作，以确保结核病防治规划实施的质量。

6.2.6 建立和完善监测系统：要将结核病防治纳入卫生信息网的建设之中，积极推广应用现代网络信息传输技术，建立和完善结核病统计、报告、监测、评价系统。各级结核病防治机构应有专人负责结核病报告、登记、治疗和管理等信息资料的综合与分析，保证各类统计报表数字的真实、可靠、及时、准确。能够及时反映结核病疫情动态，为不断改进结核病防治措施提供科学的依据。

6.2.7 建立培训计划：要组织有关专家制订各类医疗卫生人员结核病防治培训大纲，编写结核病防治培训教材；要按照逐级分类培训的原则，坚持专业教育与在职培训相结合，利用医学生的学校教育、岗位培训、继续教育等多种培训方式，开展现代结核病防治策略新技术、新方法等培训；要努力培养学科带头人，逐步提高各级医疗服务和结核病防治人员的业务水平。

6.2.8 建立药品保障供应体系：建立国家、省、地（市）、县的药品供应系统，保证药品的不间断供应，确保药品质量。要以既往病人发现数量为基础，参考规划要求的病人数量，制订药品供应计划和合理的分发计划；要制定药品的管理办法，保证各级按照规范的方法管理药品，尽量减少药品的破损，杜绝出现过期药品。

6.2.9 建立国家的健康促进计划：要把结核病防治知识的宣传和普及作为科普知识宣传的重要内容，纳入当地健康教育规划；要坚持全民健康教育与重点人群教育相结合，在组织开展"世界防治结核病日"宣传活动的基础上，有计划、有针对性地通过多种形式开展经常性的宣传工作；要向群众宣传结核病的危害和防治方法，动员社会各界参与结核病防治工作，形成全民防治结核病的氛围。

6.2.10 建立高质量的督导网络

6.2.10.1 联合督导：每年由卫生部组织国内相关部门和国际伙伴进行联合督导。

6.2.10.2 国家、省、地（市）和县的督导：具体内容包括：病人发现、治疗覆盖率、治疗管理及效果、结核病实验室工作的数量及质量、药品供应及管理、健康促进、培训和督导活动等。结核病防治专项经费的管理和支出，也属于督导的内容，要检查配套经费是否到位，是否用于结核病防治工作。

6.2.11 加强应用性研究：要加强结核病的科学研究，将结核病科研项目列入国家重点攻关计划和优先项目，

同时，要将结核病有关应用性研究纳入地方科研规划，给予资金支持。结核病的科学研究要坚持为防治工作服务的方向，重点开展结核病流行病学、多耐药结核病的治疗与监测、结核菌与艾滋病病毒双重感染，以及结核病防治新技术、新方法等方面的研究。

7 结核病防治策略

7.1 DOTS策略

DOTS（Directly Observed Treatment, Short-course, DOTS）策略是世界卫生组织推荐的全球结核病控制策略。1991年，第44届世界卫生大会根据结核病作为重要的公共卫生问题和DOTS策略所具有的潜在、巨大的小投入大产出效益的前景，提出了全球结核病控制的目标是发现70%的涂片阳性肺结核病人和达到85%的治愈率，鼓励各国积极参与全球结核病控制工作。此后，在深入研究全球结核病形势和全球结核病流行大回升趋势的基础上，为强调控制结核病的重要性，世界卫生组织于1993年宣布全球处于结核病紧急状态，动员和要求各国政府大力加强结核病的控制工作，以遏制结核病危机。1994年世界卫生组织提出了有效控制结核病的框架，把DOTS作为全球结核病控制策略，并提出了DOTS策略的5项要素：政府对国家防治结核病规划的政治承诺；通过痰涂片检查发现传染性肺结核作为发现病人的主要手段；在直接观察督导下，给予病人免费、标准短程化疗方案治疗；定期不间断地供应抗结核药物；建立和维持结核病防治规划的监测系统。

目前全球DOTS策略已扩展到182个国家。DOTS策略的实施，推进了许多国家结核病防治规划的进程，促进了全球结核病控制目标的实现。到2004年，在全球DOTS策略执行地区，已有约2 000万病人得到了治疗。除了非洲撒哈拉地区和东欧外，其他国家的结核病死亡率均有所下降，发病率逐渐下降或趋于稳定。全球新涂阳结核病人的治疗成功率达到82%。

我国自1992年起，即在13个世界银行贷款中国结核病控制项目（简称"卫Ⅴ项目"）省实施DOTS策略，在此基础上，从2002年起，逐年快速扩展DOTS策略实施的覆盖面，到2005年底，全国31个省（自治区、直辖市）均全面实施了DOTS策略，发现和有效治疗了大量

结核病人，结核病人的发现率和治愈率均达到了政府向国际社会所承诺的目标。

7.2 遏制结核病策略

2005年结核病控制目标的实现，只是一个阶段性的胜利。距离联合国提出的结核病控制的千年目标还有很大的差距。要实现千年目标，还面临着诸多的困难和严峻的挑战。未来十年的主要任务就是实现千年发展目标（MDG），世界卫生组织根据全球的发展状况，适时提出了新的结核病控制策略，即遏制结核病策略。其主要内容为：（1）愿景：无结核病的世界。（2）总体目标：到2015年大幅度降低全球结核病负担，实现千年发展目标。显著提高科研和技术发展水平，为消除结核病服务。（3）目的：①提高医疗服务的可及性，提高结核病的诊断和治疗水平，为结核病患者提供高质量的服务。②减少由结核病给人类带来的痛苦和社会经济负担。③保护易感人群远离结核病，减少结核菌/艾滋病病毒双重感染和耐药结核病。④开发新手段和新方法，并及时和有效的应用。（4）具体目标：①传染性肺结核病人发现率至少达到70%，治愈率至少达到85%。②到2015年结核病患病率和死亡率在1990年基础上各降低50%。到2015年使结核发病率停止上升趋势并逐步下降。③到2050年结核病每年发病率小于1/100万（视为消除结核病）。（5）策略要点：①提高DOTS扩展和DOTS质量：加强政府承诺，保证持续增长的资金投入；采用细菌学方法发现病人；督导下的标准化治疗，并保证治疗的依从性；有效的药物供应系统；健全的监控系统和效果评价。②应对TB/HIV、MDR-TB和其他挑战：结核病和艾滋病防治联合行动；预防和控制耐药性结核病，实施DOTS Plus策略；关注高危人群和特殊场所。③致力于医疗卫生体系的改革：积极参与国家和全球的卫生工作；实施结核病控制体系的改革措施；吸纳其他领域的革新方法；促进肺部健康的有效途径（PAL），将结核病关怀与呼吸系统保健相结合。④吸纳所有的卫生服务提供者参与结核病控制：公立-私立医疗机构合作模式；结核病关怀的国际标准。⑤动员病人和社区的力量：社区结核病防治；宣传、交流和社会动员。⑥促进科学研究：开展为结核病防治规划服务的应用性研究；协作研发新型诊断方法、药物和疫苗。

参考文献

1 刘剑君，么鸿雁.我国结核病的流行现状和防治对策 [J].预防医学文献信息，2004，3：381-384.

2 刘剑君，姜世闻，成诗明.中国结核病控制现状分析及对策 [J].中国防痨杂志，2003，3：129-131.

3 王陇德，主编.结核病防治 [M].北京：中国协和医科大学出版社，2004.

4 李立明.流行病学 [M].北京：人民卫生出版社，2003.

试题

1. 结核病防治规划的有效实施必须具备以下哪些支持条件（　）
 A. 政府领导　　B. 人力　　C. 财力资源
 D. 技术规范　　E. 社会动员

2. DOTS策略的五要素包括以下（　）
 A. 政府对国家防治结核病规划的政治承诺
 B. 通过痰涂片检查发现传染性肺结核作为发现病人的主要手段
 C. 在直接观察督导下，给予病人免费、标准短程化疗方案治疗
 D. 定期不间断地供应抗结核药物
 E. 建立和维持结核病防治规划的监测系统

3. 遏制结核病策略的要点包括（　）
 A. 提高DOTS扩展和DOTS质量
 B. 应对TB/HIV、MDR-TB和其他挑战
 C. 致力于医疗卫生体系的改革
 D. 吸纳所有的卫生服务提供者参与结核病控制
 E. 动员病人和社区的力量
 F. 促进科学研究

4. 结核杆菌可侵入人体全身各种器官，但主要侵犯_____。

5. 结核杆菌主要包括_____杆菌和_____杆菌。

6. _____是结核病的传染源，其中_____是最重要的传染源。

7. 结核病的主要传播途径是_____，_____是最常见的方式。

8. 结核病的治疗原则是_____、_____、_____、_____和_____。

9. 名词解释：感染率、年感染率、发病率、患病率、登记率

10. 简述我国结核病的流行现状。

11. 简述结核病防治规划的目标。

12. 简述结核病防治规划的主要政策和策略。

血吸虫病

Bilharziasis

吕大兵　姜庆五（复旦大学公共卫生学院，上海，200092）

LV Da-bing　JIANG Qing-wu

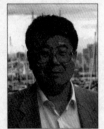

姜庆五（1954—），男，山东烟台人，教授，复旦大学公共卫生学院院长、博士研究生导师，国务院学位委员会第五届学科评议组成员，卫生部血吸虫专家咨询委员会副主任委员，中华预防医学会副会长。

1 血吸虫中间宿主钉螺的生态学

钉螺是一种水陆两栖贝类动物，作为日本血吸虫的中间宿主，在诸多环境因素的共同作用下，经由钉螺交配、产卵、幼螺孵出至发育为成螺及成螺的生存，而表现出的螺群密度、生殖率、成活率、不同螺龄钉螺分布、扩散迁移等生态学特征，都同血吸虫病的流行和扩散有着密切联系。当前血吸虫病防治策略以化疗控制疾病为主，但依旧不可忽视控制、消灭钉螺在血吸虫病防治中的重要作用。为满足社会经济可持续发展的需求，人们对生态环境的要求也上升到更高的层次，因此总结在血吸虫病防治实践中可借鉴的钉螺生态学规律及其初步应用，分析在钉螺生态演变中主要因素的作用，可为在血吸虫病控制中进一步应用这些规律，实施生态灭螺提供理论依据。

1.1 钉螺的生态学特征

1.1.1 钉螺的生长繁殖

钉螺的交配、产卵、幼螺孵化及发育受气温、水、光照、植被等因素的影响。由于各地的气候不同，钉螺交配的季节有所差别，气温15℃～20℃最适合于钉螺交配，30℃以上或10℃以下则不适宜。在小生物环境中，单位面积内钉螺的密度越高，接触的机会越多，交配也就频繁。但钉螺之间距离在0.5 m或在1 738 cm²面积范围内时，钉螺寻找配偶机会和进行交配次数都很接近，钉螺交配率无显著差异。钉螺产卵最适宜温度为20℃～25℃，最适宜的土壤湿度为40.1%，在此湿度上下均影响钉螺产卵量。钉螺的产卵多少还与自身体内寄生虫有关。产出的螺卵发育以及幼螺孵化的时间主要取决于水分和温度，温度在13℃～23℃时，随温度升高，孵出时间缩短；而只有在水中或潮湿的泥面上螺卵才能孵化。水淹对螺卵孵化具有抑制作用，水淹时间越长螺卵孵化率越低。在正常情况下，幼螺孵出至发育成熟并开始交配需75天左右，时间长短与当地的地理、气候等

条件有密切的关系。但在长江洲滩地区淹水可促进营水生活的幼螺的生长发育，以水淹第1月生长最快。13℃左右为钉螺生存最适宜的温度。钉螺密度和环境温度对钉螺的寿命影响显著。在室温22.1℃条件下，钉螺的平均寿命为16.88月，最长的可达52.2月。

1.1.2 钉螺的分布

正常情况下钉螺分布符合负二项分布，但经药物灭螺或环境改造后短期内残存钉螺的分布有可能形成随机分布。土层内有无钉螺主要取决于其表面有无裂缝或土壤的颗粒结构。钉螺在静水体中无依附物体时只能是水底、水表两层分布。因受水位的影响，湖滩、洲滩地区钉螺分布呈现"两线三带"，在长江中下游洲滩地区，钉螺与地下水位关系密切，当地下水位为30 cm以内时，钉螺密度和有螺框出现率分别达到最大值。温度和降雨量对螺的分布和密度有重要影响。在渠道，水流速度与活螺平均密度呈负相关。为探讨钉螺滋生地微环境理化因素对钉螺分布的影响，钱晓红等采用美国LAMTTE公司的土壤分析试剂盒对四川安宁河流域血吸虫病流行区土壤进行检测分析，结果认为可溶性盐、亚硝酸盐氮、硫和水体中磷含量在有螺环境明显高于无螺环境；经Bayes逐步判别分析显示土壤中可溶性盐、硝酸盐氮、氨态氮、钙、镁等11种因素与有无钉螺滋生相关；逐步回归分析显示钉螺密度涉及海拔、土壤中可溶性盐、硝酸盐氮、镁、硫5种因素。钉螺栖息地与植被种类有关，对于不同的植被类型，钉螺生存有其最适宜的植被高度、范围和植被盖度。

1.1.3 钉螺的扩散

钉螺扩散的方式有主动扩散和被动扩散。主动扩散主要以幼螺浮于水面随水流扩散，而成螺也可倒悬水面游动随水迁移。被动扩散因载体不同而有较多方式。汛期幼螺大量孵出，借助于水的流动，以浮游、漂游和吸附于漂浮物的形式，扩散到很远的地方，钉螺浮游扩散

与江滩钉螺分布有关。水位的波动以及降雨量对血吸虫中间宿主的扩散有着一定影响。在扩散过程中，有多种因素影响钉螺对载体的吸附力，高速旋转的水流、高光照强度、噪声及红色光照等都可使钉螺脱落于载体。水体中拦载物对引起钉螺扩散有着重要作用，罗茂林等调查望城县4块江洲滩上的30个"迷魂阵"捕鱼网具，获钉螺1 310只，其中成螺850只，幼螺460只，感染性钉螺24只，每个网具上平均43.7只，并认为这是引起钉螺扩散，致此洲滩重又成为血吸虫病流行区的主要原因。但孙乐平等研究认为滩块从局部有螺到全滩有螺平均时间需4.33年，钉螺迁入早期以面积增长为主，在面积扩增到一定程度后，则转变为以螺口增长为主。

1.2 自然灾害及社会因素在钉螺生态演变中的作用

1.2.1 水灾

水灾表现为洪水漫堤决口、淹没农田、破坏防螺设施及水利工程，钉螺随水流扩散，同时水到地区残存钉螺因生态条件改善而变得活跃。1998年特大洪水致使安徽省93个圩垸溃破，60个灭螺工程设施受到不同程度的毁损，其中13个完全毁坏，引起钉螺在圩内圩外扩散。湖北省阳新县3个乡（镇）钉螺面积由灾前的53.52万平方米，上升到灾后的63.61万平方米，且在无螺区发现7处新的螺点。溃垸后扩散钉螺密度低，但分布广。洞庭湖区两个村在溃堤以前垸内均无钉螺分布，溃堤后有螺面积分别为26.2万平方米和38.0万平方米，活螺密度为0.003只/框和0.002只/框，泥沙的淤积使湖区钉螺滋生地每年以34.7 km²的速率递增。暴雨引起的洪水使马拉维湖周围B. globosus滋生扩散，马拉维湖区由非流行区变为重流行区。陈明刚等认为一次洪水可能会影响到今后3~5年的钉螺分布。洪水对钉螺本身也有影响，Wilke T.等研究认为钉螺壳体上肋纹强度与受洪水冲刷有关。

1.2.2 水利工程

通过水利建设中的生态环境改造，在一些地区从根本上铲除了钉螺的滋生地，阻断了血吸虫病的传播，但也有一些水利如在安徽、湖北、湖南等水库或灌渠的建设，因在规划前未考虑钉螺问题，或因防螺设施长年得不到合理的修缮，加上缺乏必要的监测措施，而使钉螺扩散，在部分地区因水利工程而引起螺情和病情的明

显回升，已使得血吸虫病成为当地严重的社会环境问题。鉴于以上教训，有关长江"三峡"工程可能引起钉螺生态特征的变化，在工程开工前或实施期间进行了广泛的论证，结果认为原库区无螺的主要原因在于钉螺发生时期无螺源滞留，干流流速大，陡峭堤岸不利于钉螺生长，而水库建成后，由于江水流速减缓、两岸植被草本化及水库调用规律等因素的影响，钉螺是有可能在库区内生存，而水库建设对其下游钉螺生态同样产生深刻影响，在灌溉区引起血吸虫病传播的潜在危险依旧存在。在Richard灌溉区，当地S. haematobium株与占主导地位的Bulinid螺的不相容性，避免了血吸虫病的流行，但下游易感B. globosus的进入将带来可预见的危险。在曼氏和埃及血吸虫病并行的地区，水资源的开发导致生态环境改变，从而引起不同螺类宿主分布的改变，两种疾病流行程度也就不一样。

地形和气候是制约螺类作为媒介疾病的传播和流行的主要因素，在地形隔离作用消失后，气候的差异将决定此类疾病的流行与否。我国即将动工的"南水北调"是又一项重大的水利工程，目的系解决我国北方缺水问题，由于位于长江干线的引水口均有血吸虫中间宿主钉螺滋生，因此工程建成后钉螺势必会随水迁移至北方，但研究表明低温可严重制约钉螺这种狭温性水陆两栖软体动物在北方的生存和繁殖。

1.2.3 旅游开发及环境保护

在丘陵地区，钉螺总是生存于青山绿水之中，为吸引外地旅客、发展旅游业，维持和保护原始自然环境，其不可避免地成为其地方政府的首要责任。钉螺籍此良好生存，并以山间溪水扩散蔓延。而地方政府则以发展经济为理由，对钉螺扩散及应采取的相关灭螺措施未给予足够重视，导致螺情严重回升。安徽石台县于1994年达到血吸虫病基本消灭，在2000年却发生100多处感染性螺点，其原因是多方面的，但一定程度上与当地政府发展旅游而轻视对螺情的控制不无关系。

1.2.4 防治策略的转变

实施以疾病控制为主的防治策略，主要原因在于：一方面化疗药物的安全有效，另一方面钉螺作为一物种难以消灭。专家认为通过控制传染源同样可控制血吸虫病，但这仅在人、牛作为传染源同时治疗方能显

效。其带来的主要弊端是对查灭钉螺措施的人为削弱，表现为钉螺漏查现象严重，新发现钉螺面积急剧上升；灭螺质量不佳，螺情回升严重；钉螺疫情分布不清楚，急感时有流行或暴发。防治策略的转变为部分地区在市场经济下"重查治病人，轻查灭钉螺"找到了充分借口，由此衍生的人为因素的影响越来越不利于血吸虫病疫情的控制。

1.3 生态学规律在血吸虫病研究与防治中的应用

根据气温对钉螺生长繁殖的影响程度，聂国祥等认为只有在最冷月月平均气温≥0℃，在1年内月平均气温≥12℃的时间持续6个月以上的地方才可能有钉螺生存，并由此论证我国钉螺生存的最高高程在云南丽江县（约2 400 m）；而周晓农等提出以1月份的平均最低温度−4℃作为划分流行区与非流行区的分界线。依据钉螺的负二项分布，采用几何均数描述钉螺密度更具科学性，并可作为灭螺效果考核的依据。钉螺分布与水、土壤及植被等因素之间的关系为利用卫星图像在宏观上判断钉螺滋生地提供了参考依据，并可预测疾病流行的潜在危险。利用正常植被差异指数和土表极大气温值建立的年度和季节性模型图能很好地代表Schistosoma Mansoni流行的实际分布。钉螺浮游水面或吸附于漂浮物而随水流扩散，因此在引水或自流灌溉的涵闸中，将引水口设置在水底或水体中央可防止钉螺扩散。而用淡水螺体内寄生虫作为生物防制方法抑制螺口增长、破坏血吸虫幼虫在钉螺体内生长发育具有很好的应用前景，J.P. Pointier等在加勒比海的几个岛屿通过引进竞争螺类M. tuberculata达到阻断当地血吸虫病传播的目的。

水灾发生后一方面钉螺随洪水扩散，另一方面水淹对螺卵具有抑制作用并促使成螺死亡，以及因淤泥覆盖滩地改变钉螺生存环境利于控制钉螺，因此分析淹滩溃堤时的螺情应结合水淹时的水位、时间、上水速度等信息，作出科学预测。水利工程可能引起的钉螺扩散及钉螺在北方生存能力，应考虑到全球气候正日益变暖这一现实，进行长期螺情监测。在血吸虫病流行区发展经济不应忽视钉螺查灭工作，地方旅游经济的长期发展更依赖于对血吸虫病疫情的有效控制。以化疗为主的血吸虫病防治策略基本适应当今的经济发展水平，但实施时应考虑到地区间的发展不平衡及自身特殊性，更不应成

为少数预防部门忽视查螺灭螺的理由。

总之，钉螺的生长繁殖、分布及扩散受多种因素的影响，尽管某些自然因素不可更改，但可利用其有利的自然条件，在钉螺生活史中某个或几个环节，采取恰当措施，可有效地控制或消灭钉螺。

2 水淹对钉螺生存繁殖的影响

目前血吸虫病防治策略是以疾病控制为主，但控制钉螺依然是一项极为重要而有效的防制措施。陈贤义等报道2001年全国有螺面积为343 628.8万m²，其中山丘地区钉螺面积为15 820.3万m²，占全国的4.6%。但是因农业生产、发电等需要，众多的水库、大坝、灌溉渠等水利工程设施在此类地区相继建成，灌溉引起的钉螺扩散已使得这些地区血防形势变得严峻。有关江洲滩地区洪水季节性变化对血吸虫病流行的影响研究较多，本文仅综述了此类研究中水淹时间及季节对钉螺生态影响的相关文献，旨在为以引水灌溉为主的山丘地区，以及小范围水位可调控的流行区，利用或结合生态学方法控制或消灭钉螺提供参考。

2.1 水淹对钉螺生存能力的影响

2.1.1 室内研究

水淹对钉螺生存能力的影响主要取决于淹水时间，而在不同的季节其影响可能有所差异。梁幼生等从3月1日始室内水淹钉螺0.5 m深，第10天、20天、30天和60天钉螺死亡率依次为38.3%、94.40%、100%和100%；对照组依次为2.00%、8.00%、1.30%和24.40%。2组各个时间钉螺死亡率差异均有非常显著性（$P<0.01$）。郑英杰等在夏季观察钉螺淹水后30天和60天的钉螺死亡率为85.83%及100%；对照组钉螺的死亡率为10.25%和24.39%，差异有显著性。陈祐鑫等提出，湖沼地区洲滩钉螺若冬季淹在水中1周以上，会因水肿而逐渐死亡。郑英杰等观察钉螺在冬季淹水30天、60天和90天后，水淹0.5 m组钉螺死亡率分别为12.5%、72.5%和100.0%；水淹0.25 m组钉螺死亡率分别是20.0%、70.0%和100.0%；而对照组钉螺死亡率分别为0.69%、1.46%和2.22%。淹水组死亡率与对照组相比差异有显著性。但沈一平等于冬季将钉螺淹在约0.35 m深的水缸中30天，检查其死亡率并无明显变化。

2.1.2 现场研究

梁幼生等于3月13日始抽江水淹滩30天,水深1.0 m、0.5 m滩及对照不淹滩钉螺死亡率依次为81.40%、74.48%和27.41%;持续淹滩60天,3块滩地钉螺死亡率依次为98.18%、94.44%和22.41%;持续水淹150天(即3月13日~8月12日,其中对照滩在汛期5月13日~8月12日被淹),3块滩地活螺密度依次为0.91只/0.11 m²、3.12只/0.11 m²和18.24只/0.11 m²,三者间差异均有非常显著性。周晓农等观察了钉螺在7~9月份,于水下0.5~1 m水淹90天后,淹水组钉螺死亡率为50.97%,对照组为32.59%,差异非常显著。郑英杰等在现场观察网装成螺在7~10月份被淹后的死亡情况,发现淹水15天、30天、60天和90天后钉螺死亡率分别为67.5%、94.17%、91.33%和92.50%。对未淹死钉螺的检查发现,9月份和10月份开始速度明显较8月份为快。曹奇等经7~11月份5个月观察,笼内钉螺在1~5 m深的江水中,30天死亡率均<20%,60天达51.2%~77.8%,90天达82.8%~100%,120天达94.9%~100%,150天均达到100%。梁幼生等观察了冬季(12月1日始)笼装钉螺在0.5 m深的江水中,水淹30天、60天、90天、120天和150天后其死亡率依次为1.25%、9.30%、19.23%、36.05%和36.70%。现场研究表明,钉螺入水愈深、淹水时间愈长,钉螺死亡率愈高,而其死亡率同样受季节性影响。

2.1.3 水淹后存活钉螺组织化学变化

梁幼生等观察了冬季水淹后存活钉螺的软体组织,发现水淹后30天和60天钉螺体内糖原含量减少,ALP、Mg^{2+}-ATPase、G-6-Pase活性下降,SDH、LDH、ACP活性增高,CHE活性无明显变化;水淹60天钉螺头足部软体与肝脏组织细胞肿胀并伴有线粒体肿胀、嵴断裂或空泡状变,粗面内质网脱颗粒,高尔基体囊状化、胞核增大或固缩,染色质凝集等。但张楚霜等在3、4、5月份置钉螺于水深0.5 m、1 m中,水淹30天后,测定钉螺蛋白质、脂肪及糖元含量,发现与未淹组钉螺相比差异无显著性。

2.2 水淹对钉螺产卵能力的影响

梁幼生等于室内将1 000只钉螺从3月1日始于水深0.5 m水淹60天,钉螺共产卵265枚,对照未淹组钉螺产卵16 441枚,对照组产卵量是水淹组的62.04倍,而在冬季(12月1日始)笼装钉螺在0.5 m深的江水中,经水淹60~90天,螺的产卵量减少1/2以上。据报道,约99.37%钉螺选择陆上产卵,当土壤被水淹后钉螺则停止产卵。

2.3 水淹对螺卵发育和孵化能力的影响

2.3.1 室内研究

张树皖等观察1~2天龄螺卵在温度、季节适宜情况下,于4~8月份水淹30天、40天后螺卵孵化率均为0,而对照组螺卵孵化率保持在90%以上,并通过测定实验期间的气温、水温、水pH值、水溶解氧及水耗氧量,证明螺卵孵化率低与长时间水淹引起的缺氧有关,同时螺卵发育也受温度的影响。

2.3.2 现场研究

余冬保等于1993年4月6日~5月26日在洞庭湖滩观察了2天龄螺卵水淹不同时间后其卵胚发育和螺卵孵化情况,发现在气温14℃~24.5℃、水温11℃~21.5℃及水深0.8~1.5 m情况下,有草组卵胚发育迟缓,20天时有26%出现畸形胚胎,30天时40%螺卵死亡;无草组水淹后卵胚发育滞后于对照组,但较有草组为快,30天时死亡胚胎率为16%;而对照组1 000只卵在20天、30天、40天时,孵出幼螺分别为58、275和363只。夏全斌等在东洞庭湖滩地上作两个实验池,于3月16日(较洞庭湖常年春汛水淹提早约30天)抽水入池进行观察,水淹前草滩上的钉螺已大量产卵(471只/900 cm²),水深0.25 m实验池在水淹后第12天发现幼螺1只,对照区在第30天发现幼螺61只,此后因春汛实验池与对照区均被淹没,至6月7日水落后第4次调查,提前水淹的两个实验池均未发现幼螺,对照滩块查得幼螺110只。但周晓农等在7~9月份,观察连续3个月水淹后平均每笼(装成螺200只,雌雄比例1:1)产子1代钉螺数,淹水组为153.6只,对照组为68.4只,淹水组显著高于对照组。

2.3.3 水淹螺卵的细胞学观察

夏全斌等通过对水淹螺卵的组织切片观察,发现春季提早(3月16日始)水淹(水深0.5 m)螺卵在水淹后第12天和24天的胚胎除解体胚由2.56%增加到25.64%和29.79%外,其余仍停留在水淹前的囊胚、原肠胚和担轮幼虫阶段，至30天，解体胚增加到82.35%，同时水深0.25 m实验池的卵解体胚达96.55%；对照区的螺卵至第30天已有22.86%发育至面盘幼虫期，17.14%发展成幼螺，解体率为20%，实验池与对照滩地螺胚解体率相比差别有显著性（$P<0.005$）。余冬保等观察了4～5月份水淹对钉螺卵组织化学的影响，结果表明，对照组螺卵卵胚内的SDH、LDH及CCo等与细胞能量代谢有关的酶呈强阳性反应（＋＋＋）。实验组螺卵卵胚内的SDH、CCo，水淹第10天时降为弱阳性反应（＋），30天时消失；LDH含量在水淹20天时未见变化，30天时降为阳性反应（＋＋），40天时消失；水淹30天的螺卵石蜡包埋切片，作糖原（PAS）反应，由强阳性（＋＋＋）变为弱阳性（＋）。研究结果表明，钉螺卵对水淹尤为敏感，当螺卵被水淹10天时，即出现SDH、CCo活性下降，显示已发生功能障碍；至水淹40天时SDH、LDH、CCo和Mg^{2+}-ATPase均已消失，PAS反应由强阳性降到弱阳性。

2.4 江湖洲滩地区钉螺分布与洪水关系的流行病学调查

谢彰武等于1980～1992年对鄱阳湖的南矶和金溪湖两地草洲进行了连续性调查观察。南矶草洲1989年水淹230天，活螺密度由1988年的7.46只/0.11 m²急剧下降至0.08只/0.11 m²；1992年草洲被淹180天，活螺密度为0.3只/0.11 m²，较上年下降了58%。1989年金溪湖草洲被淹210天，活螺密度由1988年的0.15只/0.11 m²下降至0.001 2只/0.11 m²。1991年被淹240天，活螺密度为0.003 6只/0.11 m²，较1990年下降了83%。1992年被淹200天，活螺密度为0.01只/0.11 m²。表明洪水仅1次涨落（单峰型）、钉螺产卵高峰期被淹，且草洲连续被淹时间在180天以上的年份，活螺密度较低，钉螺密度似与草洲连续水淹天数的多少有关，相关系数$r=-0.69$，$P<0.01$。郑英杰等对江西省上芳湖一湖洲进行了1年观察，结果在3～6月份洲滩处于未淹水状态，有螺框出现率为97.27%～98.18%，钉螺逐月密度基本稳定于17～23只/框。7～10月份洲滩被洪水淹没，用草帘法24小时诱螺，发现老螺大量死亡，新螺逐渐孵出，1个月后新螺密度达到高峰，为80.95只/草帘，之后又逐渐下降，而老螺基本稳定在2～5只/草帘。到退水后洲滩主要为新螺，洲

滩活螺密度是涨水前的6.06倍。

2.5 小结

钉螺是日本血吸虫的唯一中间宿主，是一种水陆两栖的淡水螺类，其生活史与水有着密切关系：适当的水分是钉螺生存的前提；螺卵必须在水中或潮湿的泥面上才能孵化；幼螺生长前第1～3周需生活在水中等。但淹水时间过长也不利于钉螺的生存、产卵及螺卵孵化等。水淹对钉螺生存能力有着一定的影响，并与淹水季节、时间及水深有关，水淹后钉螺细胞器发生明显变化，但组织化学成分的改变在不同季节观察不一致。在春、冬季，水淹时间60天及以上，可显著降低钉螺产卵量。螺卵阶段是钉螺发育过程最薄弱的环节，螺卵对缺氧及有害物质的抵御力差，且不具备再生和修复功能。淹水的季节在水淹对螺卵的影响中尤为重要，夏季水淹可能促进其孵化，而提前或春季水淹可抑制其生长发育，其机理主要是长时间水淹引起的缺氧，干扰了其正常能量代谢过程，导致能量供应障碍，致细胞死亡。现场流行病学调查资料充分说明，水淹对钉螺螺口消长有着明显的影响，而自然的泥沙沉积，淤泥中细菌的厌氧分解所产生的硫化氢、氨等，都有可能影响钉螺的生存与繁殖。因此，在以引水灌溉为主的山丘型地区，在不影响农业生产及掌握钉螺生存繁殖规律的前提下，通过有计划地调控灌渠水位、水流，利用水淹结合其他灭螺措施，有望达到控制钉螺的目的。

3 定量测量血吸虫病传播的指标及其应用

随着防治策略转变为疾病控制，以及合理分配、利用、节约有限卫生资源的需要，对各项防治措施的效果进行定量分析在血吸虫病流行病学和防治措施评价中越来越重要。查病、查螺是血吸虫病防治与研究中最根本、最基础的工作，了解其定量指标的流行病学意义及其应用，掌握运用已获得的规律，可为血吸虫病防治策略的优化组合及资源的合理分配利用提供理论依据。

3.1 病原学调查的定量指标

粪便中检出虫卵作为感染血吸虫的定性指标，在此基础上计算人群感染率以描述社区患病状况。而对粪便中虫卵计数，可测度感染的严重程度。自Kloetzel首先将虫卵计数用于社区居民病情的研究后，WHO于

1985年推荐使用Kato–Katz法的定量检测技术。由于其简便易行、花费少而很快普及，使得虫卵计数及有关指标被广泛应用于血吸虫病防治研究中。

3.1.1 虫卵分布

余金明等通过对粪便不同部位虫卵计数，发现虫卵在粪便中的分布具有聚集性，主要分布在表层及头端，从表面至内部及从头至尾部虫卵数有逐渐减少的趋势；又对44例阳性粪样同时制Kato片10张，结果显示，随着检查次数的增加，几何均数的变化并不明显，可认为虫卵在粪便的局部是呈随机分布的。进一步研究证实日本血吸虫虫卵在粪便中的分布、同一感染个体的虫卵计数在不同时间上的分布以及人群中虫卵计数分别在男、女中的分布均可用负二项分布来描述，其回归系数b的95%可信区间分别为1.30～2.30、1.61～1.97、1.71～2.16、1.55～2.23。

3.1.2 感染度

宿主感染的虫数称为感染度。现实中不可能直接计算宿主（实验动物除外）体内寄生的虫数，由于粪中虫卵排出量与体内虫荷相关，因此一般用每克粪便中虫卵数（Egg Per Gram，EPG）来间接测量感染度。当表达流行地区传播中的虫卵数量时需用算术均数表示感染度，而表达某一特定人群"平均"的感染程度时用几何均数表示感染度。为减少受感染率的影响，科学反映群体感染特征，陈启明等提出人群加权感染度的计算公式。以虫卵计数为依据计算病人感染度和人群感染度（虫卵数/g粪），作为血吸虫病研究与防治的重要量化指标，已广泛用于个体感染程度或人群流行程度的诊断、治疗以及防治措施效果的评估。

在防治研究中所发现的一些现象或规律具有深入研究或借鉴价值。对鄱阳湖边某村庄570位村民，用7次重复改良Kato法及孵化法检测，发现村民感染率和感染度分别为55.6%和43.3 EPG，男性感染率和感染度均高于女性。在水网地区，随感染度增加，B超显示肝左叶与脾增厚的发生率也上升，但在四川省眉山县2个流行村，肝纤维化实质性改变与EPG（按<12、12～48、49～96、>97分级）无关。居民感染度还与其种植的作物种类及平均种植的水稻面积有关。而感染度越高，化疗后再感染血吸虫的可能性越大，也有报道人群

的再感染与治疗前的感染度无关。在洞庭湖—洲岛型流行区，重感染人群（EPG>401）的肝肿大率及腹泻发生率高于其他组，而在人群EPG仅为0.09～0.13的平坝亚型和高山亚型地区，居民血吸虫病患者症状的出现率为1.99%～6.76%，体征的出现率为0.19%～4.38%。人群再感染与否及感染程度还与伴随免疫有关，在坦桑尼亚的观察发现，儿童在10岁左右初次感染后，由于体内血吸虫的持续存在而能免于再次感染，但这种免疫会因年龄的增长、有效的化疗所致的虫体死亡而消失。Butterworth等在曼氏血吸虫的研究中发现，儿童再感染程度与抗童虫IgM、抗虫卵IgM、IgG抗体水平相关。Wilkins等对埃及血吸虫病研究发现，在平衡疫水接触水平的条件下，随着年龄的增长，再感染呈显著下降的趋势，认为系当地人群随年龄增长逐渐获得一种缓慢增高的对埃及血吸虫感染的免疫力。在对日本血吸虫疫区的研究中发现特异性的IgG4为再感染的易感因素，而AWA-IgE为再感染的拮抗因素。

改良Kato法使病原诊断从过去的定性向定量迈出了一大步，尤其在高度流行区，单次检查就能准确估计出当地的人群感染度，但该方法在检测低度感染人群时，会漏诊相当部分的轻度感染者。在病人感染度为19.86（人群感染率25.83%）时，检出率随涂片数增加而提高（$P<0.05$）；当EPG<30时，2片、3片、4片的检出率差异明显（$P<0.01$）；当EPG>30时，2片、3片、4片的检出率一致。在人群感染率为22.9%，患者EPG为13.8时，阳性检出率随涂片数的增加而呈递增趋势，但每增加1片时，阳性检出率无统计学差异，递增2片时则差异出现显著性；当EPG≥22.5时，涂片数递增，阳性检出率未呈现递增趋势；当EPG≤18，阳性检出率呈明显的递增趋势。1992年实施以化疗为主、控制疾病的策略以来，中国大部分流行区已成为中低度流行区。为正确评估改良Kato法检测的结果，余金明等把人群中虫卵计量总变异分成两个来源，即虫卵计量在个体间的变异和个体内虫卵计量的变异，用具有重复虫卵计数的实际资料对模型的参数进行估计，建立虫卵计量变异的随机模型，使得人们能正确认识单次改良Kato法检测血吸虫感染敏感性及虫卵计量变异的特征，使单次改良Kato法检测低估感染率的缺陷得以克服。同

时，有报道在低度流行区（感染率<5%）采用集卵直检法，其敏感性明显优于Kato-Katz法和集卵孵化法。采用尼龙绢集卵法与改良加藤厚涂片法相结合加以改进的方法，在EPG<24时，检出率明显高于加藤法，但在大面积使用时，粪便和粪渣二次称重比较繁琐。

3.1.3 污染指标

根据感染度（食草动物用5g粪便集卵沉渣涂片法计数虫卵），结合宿主种类、数量、感染率、日均排粪量、虫卵孵出率，可计算潜在污染指数（Index of Potential Contamination，IPC）、宿主日排虫卵总数（Eggs Per Day，EPD）及相对传播指数（Relative Index of Transmission，RIT），以描述各传染源在传播中的作用及滩地污染程度。在大凉山区，人和牛野粪内虫卵对环境的污染量最高，EPD达45 040只和41 921只，分别占污染量的51.48%和47.92%。对高原峡谷型流行区的前甸、炼铁村野粪调查，人、牛、猪、犬的相对IPC分别为27.79、65.45、6.42、0.34。对高原平坝型流行区的洱源县共和村调查显示，人、牛、猪及鼠的IPC分别为48.62、0.20、0.11、5.77。在江洲滩型地区5个流行村调查发现，该类地区除人外尚有6种动物传染源，其中牛、猪、羊的RIT分别为91.30、8.48、0.10；滩地野粪调查只发现牛、猪和羊3种，相对IPC以耕牛最高，占99.83%，猪占0.17%。在4个沿江村和2个江心洲的调查显示，重点宿主人和牛EPD分别占总EPD的76.71%和23.29%，但耕牛排出的虫卵有45.35%直接入滩。而人群中各年龄组的相对IPC值，以10~19岁组最高，其次为60岁以上年龄组，分别占36.6%及23.4%。

3.2 钉螺调查中定量指标

活螺平均密度（只/0.11 m²）及感染螺平均密度（只/0.11 m²）是螺情调查中两个常用的量化指标，主要用于反映非流行区及传播阻断地区钉螺情况监测、新发现有螺区的钉螺情况调查、未控制地区流行病学监测及灭螺和其他防治措施效果的评价。此外，在现场实践中总结的钉螺和感染性钉螺分布规律对防治工作更具有指导意义。

3.2.1 钉螺密度

钉螺的分布与土质、植被、滩面高程、坡度等有关，呈负二项分布。水位对钉螺生物学有着明显的影响。在江苏一通江河岸，沿洪水线、洪水线与水边线之间线、水边线的钉螺密度分别为0.44、0.39、0.21只/0.11 m²，呈递减趋势。但江滩钉螺分布与当时江水流速、流向似无明显关系。1998年洪灾造成湖北省应城等5县市活螺密度比1年前上升12.5%，为0.81只/0.11 m²，而春季提前水淹可降低江滩地区成螺生存率与产卵量，受淹滩钉螺密度下降率约为82.89%。在江外滩实施毁芦兴林后，活螺平均密度下降94.9%，但钉螺仍呈负二项分布，表明这种方法并未改变钉螺生存的微环境。夏代光等经过二十多年的观察，认为云南山区钉螺分布以螺点为基本单位，螺点位置、范围大小（多数为20~150 m²）都长期稳定。

3.2.2 感染性钉螺密度

江滩地区感染螺呈负二项分布规律，并有相对固定特点，要查清滩地感染性钉螺，吴锋等建议采用5~10 m作为线框距设框为宜。感染螺的分布环境具有明显地域性，与保虫宿主的习性有密切关系，其产生与环境温度有密切关系，洪涝期间人畜粪便污染水源增加，感染性钉螺密度也上升。在垸内型疫区，依据感染性钉螺密度，将人、畜常到，粪便污染严重的滩地或某些特殊环境，以及血吸虫尾蚴波及的沿岸水域，定义为易感地带，而张绍基等将感染性钉螺密度>0.005只/0.11m²并有急感发生的洲滩定为一类易感地带，并观察了3块易感洲滩秋季和翌年春季的感染螺密度，推测毛蚴感染钉螺的主要季节为4~6月。根据感染螺分布，曹奇提出易感地带灭螺面积公式S=n²RC（n机械抽样框距，R为毛蚴感染钉螺最佳距离暂定为30 m，C为当地政府与业务部门经济、技术能力，由当地防治部门确认：好为5、中为3、差为1）。陈伟等认为凡是有感染性钉螺的地方都属易感地带，处理范围需因地制宜地扩大，至少作好居民点（大堤）近500 m以内的江河滩灭螺。但在垸内水网型流行区，感染性螺点与居民点距离无明显关系，提出确定易感地带应以感染性钉螺的分布和人畜活动情况综合判断。实施试行项目后，湖南省各类流行村感染螺密度都有较大的下降，低度村已查不到感染螺，而高度、中度流行村感染螺密度依然维持在0.009 1、0.001 8只/0.11m²，这与只强化人畜化疗而放松灭螺有关，已有研究表明感染螺密度降低远较人群感染率下降为慢，在较严重的流行区单纯的化疗只能暂时降低感染率，并不能阻断血吸虫病的传播。云南山区90%以上的感染性钉螺分布在稻田（梯田）之中，而且主要分布于梯田高埂上，9～12月出现感染性钉螺田块数显著高于4～6月；对大理市阳乡村的13个阳性螺点长达7～11年的观察表明，阳性螺点可保持相对稳定，认为在山区查螺应以稻田高埂上为主，消灭易感地带钉螺就是要求消灭阳性螺点，尤其是螺点内定点灭螺。

感染性钉螺密度与活螺密度间有着密切的关系。对南京市八卦洲乡1986～1992年的螺情资料分析，感染性钉螺密度与钉螺平均密度间呈高度正相关，回归方程为：$y=0.000\ 94+0.007\ 31x$，$r=0.925\ 9$，$P<0.01$，因此由钉螺密度就可在一定程度上预测感染性钉螺密度变化。郑英杰等根据活螺密度和感染螺密度，将湖沼型疫区星子县52个洲滩聚为四类，利用地理信息系统（GIS）结合水位资料分析，推算出14～17m密螺带在丰、中和枯水年的全年淹水天数分别为182.98～225.50天、94.97～199.37天、6.14～93.67天，认为钉螺分布是历年水位作用的结果，并经类别合并后进行比较，显示出全年淹水天数在钉螺分布中的作用，为进一步从宏观上研究水文、气象因素对钉螺分布的影响提供了有力的依据。

3.3 小结

虫卵在粪便中分布特点要求在采集粪样时，应多取粪便头部及表层，以提高虫卵检出率，并应考虑到查病时间、人群性别构成等因素对查病结果的影响。感染度越高，病情越重，但感染度在性别间的差异多认为与从事生产活动强度、频度有关；而B超检查指标的变化只有在化疗次数较少的流行区才与感染度的变化一致，才具有一定的诊断和考核价值。感染度的高低对检出率有着显著的影响，而不同检验方法其检出率也不一致，因此，为方便不同地区研究结果的比较，建议感染度应按《血吸虫病防治手册》（第三版）标准分级，并在感染度<24的流行区，如采用加藤法最好4张涂片以增加检验敏感性。在湖区，如果耕牛是主要污染来源，理论上可通过治疗耕牛将阳性螺数降到维持人畜感染所需的某阈值之下。因此污染指标反映了某地区传染源的作用

或污染程度，以便在现有防治工作基础上，明确优先解决的重点问题。

钉螺和感染性钉螺的负二项分布表明用几何均数描述其密度更为科学。钉螺分布与水位有关，故在沿河、江岸查螺时，首先要了解水位的季节性变化，明确"两线三带"的范围，并在洪水后扩大查螺区域。如以了解感染性钉螺分布为目的而进行螺情调查时，应结合人畜活动、滩地污染情况确定调查范围，并仔细审查螺线框距。结合感染性钉螺密度确定的易感地带在各地不一致，但灭螺范围应结合实际能力。山区螺点和阳性螺点的相对稳定性，提示这类地区应加强对老螺点的调查，实施定点灭螺。

参考文献

1 孙庆祺，岑伟家，殷介良.一对钉螺在第一生殖年度的生殖能力的观察[A].∥何尚英.血吸虫病研究资料汇编（1980－1985)[c].南京：南京大学出版社，1987. 195－196.

2 唐国柱，朱惠国.钉螺产卵与土壤水份的关系[A].∥何尚英.血吸虫病研究资料汇编（1980－1985)[c].南京：南京大学出版社，1987. 198.

3 姚超素，胡代炎，石孟芝，等.微生物防制钉螺的研究[J].实用预防医学，1995，2（4）：198－199.

4 郑英杰，钟久河，陈秀纶，等.水淹对钉螺生存的影响[J].中国血吸虫病防治杂志，2002，14（1）：46－49.

5 魏风华，徐兴建，刘建兵，等.江汉平原渠系钉螺分布研究[J].中国血吸虫病防治杂志，2001，13（1）：31－34.

6 Kader AA. The effect of ecological parameters on the distribution of snail vectors of schistosomiasis[J].J Egypt Soc Parasitol, 2001, 31 (1): 145-152.

7 罗茂林，黄德强，纪明亮，等.湘江望城段洲滩"迷魂阵"捕鱼网具携带钉螺情况的调查[J].中国血吸虫病防治杂志，2002，14（1）：58－59.

8 柯善道，张德坡.阳新县洪涝灾害对血吸虫病流行影响调查[J].中国血吸虫病防治杂志，2000，12（1）：53－54.

9 Li YS, Sleigh AC, Ross AG, et al. Epidemiology of schistosomiasis japonicum in China: morbidity and strategies for control in the Dongting Lake region [J].Int J Parasitol, 2000, 30 (3): 273-281.

10 Wilke T, Davis GM, Cui-E C, et al. Oncomelania hupensis (Gastropoda: rissooidea) in eastern China: molecular phylogeny, population structure, and ecology [J]. Acta Trop, 2000, 77 (2): 215-227.

11 汪天平，葛继华.水利工程与血吸虫病的关系[J].中国血吸虫病防治杂志，1999，11（6）：382－384.

12 Sturrock RF, Diaw OT, Talla I, et al.Seasonality in

the transmission of schistosomiasis and in populations of its snail intermediate hosts in and around a sugar irrigation scheme at Richard Toll, Senegal[J].Parasitology, 2001, 123: 77-89.

13 洪青标，周晓农，孙乐平，等.全球气候变暖对中国血吸虫病传播影响的研究，钉螺冬眠温度与越冬致死温度的测定[J].中国血吸虫病防治杂志, 2002, 14 (3): 192 – 195.

14 周晓农，胡晓抒，孙宁生，等.地理信息系统应用于血吸虫病的监测*Ⅱ流行程度的预测[J].中国血吸虫病防治杂志, 1999, 11 (2): 66 – 70.

15 Xu X, Liu J, Wei F, etc.Study of a new technique on the prevention of Oncomelania hupensis snail dispersal in the irrigation schemes in middle reaches of Yangtze River [J].Zhonghua Liu Xing Bing Xue Za Zhi, 2002, 23 (2): 94-98.

16 陈贤义，姜庆五，王立英，等. 2001 年全国血吸虫病疫情通报[J].中国血吸虫病防治杂志, 2002, 14 (4): 241 – 243.

17 卫生部疾病控制司编.血吸虫病防治手册[M].第三版.上海：上海科技出版社, 2000.286-240.

18 Spear RC, Seto E, Liang S, et al.Factors influencing the transmission of Schistosoma japonicum in the mountains of Sichuan Province of China[J].Am J Trop Med Hyg, 2004, 70 (1): 48-56.

19 Davis GM, Wu WP, Chen HG, et al. A baseline study of importance of bovines for human Schistosoma japonicum infections around Poyang Lake, China: villages studied and snail sampling strategy[J]. Am J Trop Med Hyg, 2002, 66 (4): 359-371.

试题

1. _____是日本血吸虫的唯一中间宿主，是一种水陆两栖的淡水螺类，其生活史与水有着密切关系；_____是钉螺生存的前提；螺卵必须在_____或_____才能孵化，幼螺生长前第_____周需生活在水中。

2. 根据感染度（食草动物用5g粪便集卵沉渣涂片法计数虫卵），结合_____，可计算潜在污染指数、宿主日排卵总数及相对传播指数，以描述各传染源在传播中的作用及滩地污染程度。

3. 螺情调查中两个常用的量化指标是（　　）

A. 活螺平均密度（只/0.11 m2）

B. 感染螺平均密度（只/0.11 m2）

C. 死螺平均密度（只/0.11 m2）

D. 以上都不对

4. 定量测量血吸虫病传播的指标有哪些？

流感

Influenza

郭元吉（中国疾病预防控制中心病毒病预防控制所，北京，100050）

GUO Yuan-ji

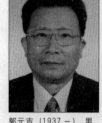

郭元吉（1937－），男，福建闽侯人，研究员，博导，部级突出贡献中青年科学家，卫生部流感防治专家组组长，世界卫生组织（WHO）流感大流行应急组成员、中国国家流感中心技术顾问。

流感为流行性感冒的简称，是由甲（A）、乙（B）、丙（C）三型流感病毒分别引起的急性呼吸道传染病。甲型流感病毒常以流行形式出现，能引起世界性流感大流行，在动物中广泛分布。乙型流感病毒常引起流感局部暴发，不引起世界性流感大流行，已从海豹中分离出[1]。丙型流感病毒主要以散在形式出现，主要侵袭婴幼儿，一般不引起流行，已从猪中分离出[2]。

流感（Influenza）这个术语，于13世纪中叶来自意大利语（Influentia），认为这种疾病是天上星星影响所造成。18世纪认为其病原为溶血性流感杆菌（Haem-ophilus Influenzae）。1930年Shope R 证实猪流感可通过过滤的粘液进行传播。表明流感的病原可能是病毒。直到1933年Smith 等人从呼吸道疾病患者中用雪貂分离到流感病毒[3]，流感病因才彻底加以弄清。

关于流感的流行我国古代医书中早就有"伤风"，"感冒"和"流行感冒"等记载。国外的记载比我国晚，直到公元前412年希腊的名医希波克拉第（H-ippo-crates）才有些记载，至今较一致认为第一次较好记录流感发生流行的是在1580年。

我国正式开展流感病毒研究始于1952年，1957年成立国家流感中心，1977年正式开展流感病毒生态所研究，1981年恢复我国成为世界卫生组织（WHO）流感监测网络成员。

1 病原学

流感病毒在病毒分类学上属正粘病毒科，甲、乙、丙流感病毒属。该科还含有由蜱虱传播的Thogoto Like Viruses （Thogoto Virus 和Dhori Virus）属。可能还有第五属，它已从大西洋鲑（Salmon）也叫狗头鱼中分离出来。

1.1 形态和结构

流感病毒是多型性的囊膜病毒，常为球形，直径为80～120 nm，丝状体可长达数微米。丝状体常见于刚分离到的病毒颗粒，甲型比乙型更为多见。

甲型流感病毒颗粒结构可分成三层，最外层为双层类脂囊膜，它来自宿主细胞，囊膜上散布着形态不一的凸起，一种像三角形的细长棒，能凝聚红细胞的称血凝素（H或HA）；另一种像蘑菇样的，能使病毒颗粒从凝集的红细胞表面释放下来，称之为神经氨酸酶（N或NA）；再一种为起离子通道作用的M_2蛋白。三种凸起均插入类脂膜并以疏水性氨基酸为锚固定在类脂膜，可能与M_1蛋白膜相接触，中间层为类脂膜下面的基质蛋白（M_1）形成一个或若干个分子厚的球形蛋白壳。里层为裹在蛋白壳内的核壳体，呈现螺旋对称，含三种多聚酶蛋白（PB_2、PB_1、PA），Np蛋白和病毒单链的RNA。

丙型流感病毒囊膜表面凸起中见不到有蘑菇样的NA。甲型流感病毒结构示意，见图1。

1.2 基因及其产物和产物功能

流感病毒基因组为分节段（甲、乙型毒株含8个节段，而丙型含7个节段，少一个编码NA的节段），单股、负链的RNA。甲、乙型毒株基因组至少编码10和11种蛋白：PB_2、PB_1、PA、HA、NP、NA、M_1、M_2、NS_1和NS_2，而乙型毒株的第6个基因节段还编码一个NB蛋白。由于其基因组是分节段的，故易产生同型不同毒株间基因重配（Genetic Reassortment）。流

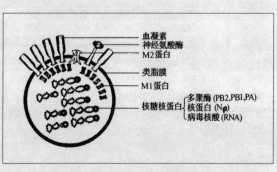

图1 甲型流感病毒结构模式图

感病毒基因及其编码的蛋白见表1。

HA为病毒颗粒囊膜上最主要的一种糖蛋白，约含560氨基酸残基长的单肽链（HA_0），HA_0经蛋白酶水解后，分成重链（HA_1）和轻链（HA_2）[4]，两者经双硫键相连接。HA分子的顶部有个受体结合部位（Receptor Binding Site, RBS），同时H_3亚型毒株HA分子顶部还有5个抗原决定簇[5]。HA_2的N末端含有融合序列[6]。而且HA还能刺激机体产生保护性抗体，具有亚型特异性，是甲型流感病毒亚型划分的主要依据之一。

流感病毒HA单聚体和三聚体及抗原决定簇示意见图2和图3。

NA为囊膜上第二个糖蛋白，具有酶的活性，新合成的病毒颗粒从宿主细胞表面游离下来中起重要作用，具有亚型特异性，也是甲型流感病毒亚型划分的依据之一。它是抗流感病毒药物达菲（Oseltamivir）和扎那米维（Zanamivir）作用的靶。

M_2为囊膜上第三个蛋白，四聚体，在病毒颗粒与宿主细胞膜融合及打开M_1蛋白过程中起重要作用[7]。它是金刚烷胺类药物作用的靶位。乙型流感病毒NB具有甲型流感病毒M_2的功能[7]，但金刚烷胺类药物不能抑制NB的功能。

PB_2、PB_1、PA和NP在病毒复制过程中起重要作用（后面将会提到）；M_1在病毒装配中同样起重要作用，同时保护RNPs的稳定性。NP和M_1具有型的特异

性，是流感病毒型划分的主要依据。

非结构蛋白1（NS_1）和非结构蛋白2（NS_2），其功能至今不清楚，近来发现在病毒颗粒中含有少量的NS_2，而不含NS_1，但在感染细胞中含有丰富的NS_1。

1.3 病毒的复制

1.3.1 结合受体和进入宿主细胞

首先病毒颗粒HA上受体结合部位识别和结合宿主细胞表面的受体（糖蛋白或糖脂上唾液酸的残基）。HA受体结合的特异性取决于受体的末端唾液酸和倒数第二位半乳糖间糖苷连接的方式[8]。人流感病毒主要结合唾液酸以α2.6形式附着在半乳糖上，而禽流感病毒主要结合唾液酸以α2.3形式附着在半乳糖上[9]。这种差异在人与禽流感病毒不易在相互宿主间传播起着重要的作用。

接着通过细胞的内吞进入小囊泡，然后进入核内体（Endosomes），该处pH为5.0左右，在此pH条件下，导致病毒颗粒HA三维结构发生改变，使位于轻链（HA_2）N端的融合序列裸露。

1.3.2 膜融合和脱壳

在核内体膜内通过质子泵维持核内体处于低pH即5.0左右，在此pH条件下，HA构形发生了改变，使原来埋在HA三维结构茎部的HA_2N端（含有融合序列）移至HA突起的顶端，并插入他们的靶膜[10]，导致病毒囊膜和核内体膜发生融合反应。然后，病毒核（RNPs）直接进入胞浆。

同样，通过病毒囊膜上M_2质子通道所介导的酸性环境，当病毒暴露在核内体腔内，pH5.0左右环境下，质子就流入病毒颗粒内部，这样就导致了M_1蛋白层与病毒囊膜和它的RNPs（核蛋白+三种多聚酶+RNA）之间相互作用减弱，使病毒PNPs从核内体释放到胞浆。

在膜融合pH条件下，病毒HA构型改变示意，见图4。

1.3.3 RNA复制和转录

释放入胞浆内的RNP复合物，接着转送到胞核。再接着通过RNPs所携带的多聚酶（PB_2，PB_1和PA）将病毒负链的RNA转录成正链的信息RNAs（mRNAs）。PB_2蛋白可结合于裸露的宿主mRNA的帽子结构，然后被病毒的内核酸酶（P蛋白的一种）所切割。这种帽子

| 基因组 | 甲型流感病毒 | | 乙型流感病毒 | | 丙型流感病毒 | |
节段	RNA节段长度	多肽长度	RNA节段长度	多肽长度	RNA节段长度	多肽长度
PB2	2 341	759	2 396	770	2 365	774
PB1	2 341	757	2 386	752	2 363	754
PA	2 233	716	2 308	726	2 183	704
HA	1 778	566	1 882	584	2 071	654
NP	1 565	498	1 842	560	1 809	565
NA	1 413	454	1 557	466(NA)	—	—
				100(NB)		
M	1 027	252(M_1)	1 188	248(M_1)	1 180	242(M_1)
		97(M_2)		109(BM_2)		139(CM_2)
NS	890	230(NS_1)	1 098	281(NS_1)	934	286(NS_1)
		121(NS_2)		122(NS_2)		122(NS_2)

表1 流感病毒基因及其编码的蛋白

* 甲型流感病毒8个基因节段来自A/PR/8/34（H1N1）；乙型的1,2,3,5,7和4,6分别来自B/AA/1/66和B/Lee/40病毒；丙型的1,2,3,6和4,5,7分别来自C/JJ/50和C/California/7。

结构便可作为转录的引物，产生病毒mRNA。

PB$_1$在引物的第一个核苷酸处，似可酶促核苷酸链的延长。PB$_2$在完成加上头11～15个核苷酸任务后，就以载帽的引物处解离，然后它与PB$_1$和PA一起，继续向下移动以延长mRNA链。多聚酶抢夺帽子，从而抑制细胞蛋白的合成，而有利于病毒成分的产生。mRNA合成后由胞核转回胞浆并转译蛋白。mRNA为一种带有聚（A）尾的不完全转录物，离模板5'端大约17个核苷酸处终止。

在受感细胞中还形成一种非聚（A）化的完全的转录物，它可作为病毒RNA的模板即cRNA。cRNA的合成需病毒蛋白的合成，后者修饰RNA聚合酶，使之产生完全的转录物。病毒基因组节段均在胞核内复制。

所有病毒蛋白均在核糖体进行。HA、NA和M$_2$合成后转运到内质网（Endoplasmic Reticulum，ER）进行折叠和组装成3或4聚体[11]。同时HA和NA开始糖化。接着这些蛋白通过高尔基体和高尔基体外侧网络（TGN）转运到细胞的浆膜。在转运过程中进行了一系列修饰，包括双硫链形成和寡糖侧链修饰等。由于TGN内pH为弱酸性，就有可能使HA构型提前发生改变，为防止此情况发生，在感染细胞具有丰富表达的M$_2$，通过它的质子通道作用在TGN中暂时中和了pH，这样就保证了HA能完全地转运到细胞表面[7]。也就是说，M$_2$蛋白除上述所讲的，在病毒侵入和脱壳中作用后，还有上面的第二种重要功能。

病毒核蛋白的合成和折叠均在胞浆内进行。新转译的NP和3种多聚酶很快进入胞核与新合成的病毒RNA相互作用形成RNPs。新形成的RNPs由胞核转移到胞浆。

M$_1$蛋白开始与替代细胞浆膜蛋白，具有高致密度的HA和NA C和N末端区相互作用形成补丁。接着RNPs与连接到HA和NA补钉上的M$_1$发生相互作用。这种相互作用防止了RNPs重新进入胞核内。

1.3.4 新病毒颗粒装配和释放

在RNPs附着到细胞浆膜内半部的M$_1$后，就开始芽生和新病毒颗粒的装配。病毒芽生释放可持续数小时，而不溶解受染细胞，但事实上细胞将要死亡。

近来事实表明，RNPs的包装不是随机的，而是感染性所需的所有8个基因节段组合[12]。

芽生后，新病毒颗粒依靠他的HA与细胞表面糖蛋白或糖脂上的唾液酸相互作用仍附着在细胞表面。此时，病毒NA就裂解唾液酸，使病毒颗粒从宿主细胞表面游离下，去感染其他敏感细胞。

1.3.5 HA裂解活化和病毒的致病性

在感染细胞中HA是以单多肽链（HA$_0$）合成。HA$_0$必须裂解成HA$_1$和HA$_2$才具有膜融合活性。人流感病毒裂解是在胞外发生的，即HA拼入病毒颗粒之后[13]，其裂解发生在夹子位置单个精氨酸残基，裂解酶为类胰蛋白酶，它可能是从呼吸道上皮Clara细胞释放出。由于这种酶在组织中分布极有限，所以人流感病毒只能在呼吸道中传播。

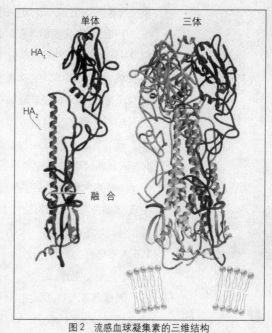

图2 流感血球凝集素的三维结构

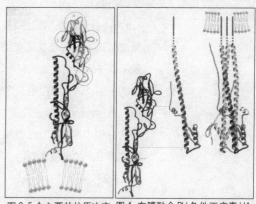

图3 5个主要的抗原决定簇的定位　图4 在膜融合PH条件下病毒HA的构型改变

而禽流感病毒情况有所不同，对禽低、非致病性的，其HA蛋白分子上连接肽也仅含一个碱性氨基酸。而对禽高致病性的就含多个碱性氨基酸。裂解多个碱性氨基酸的酶为细胞内类福林蛋白酶，其裂解是发生在HA蛋白分子到达感染细胞表面之前的瞬间。类福林蛋白酶几乎每种细胞内都含有，因此，在禽机体中易扩散并造成致死性的全身感染。然而，至今不清楚，当今为何高致病性禽H$_5$N$_1$病毒仍不具有人传人的能力？禽H$_7$N$_1$亚型毒株对人主要引起角膜炎。

流感病毒复制和转录示意，见图5。

1.4 型及亚型的划分

根据病毒颗粒核蛋白（NP）和基质蛋白（M$_1$）抗

原性及其基因特性不同，把流感病毒分为甲、乙、丙三型。甲型流感病毒根据其表面血凝素（H）和神经氨酸酶（N）蛋白抗原性及其基因特性的差异，又可分为许多亚型。至今，甲型流感病毒已发现的血凝素有16个亚型（$H_1 \sim H_{16}$），神经氨酸酶有9个亚型（$N_1 \sim N_9$），它们均可从禽中分离到，但从人分离到的仅有H_1、H_2、H_3、H_5、H_7和H_9；N_1、N_2、N_3和N_7。

1.5 人流感病毒的命名

人流感病毒命名法可用下列公式表示：型别/分离地点/毒株序号（指采样时标本号）/分离年代（血凝素亚型神经氨酸酶亚型）。如A/北京/32/92（H_3N_2）。

1.6 流感病毒的变异

1.6.1 抗原性变异

流感病毒HA和NA抗原性变异有两种形式：抗原性漂移（Antige-nic Drift）和抗原性转变（Antigenic Shift）。

1.6.1.1 抗原性漂移发生的机理：主要是由于编码HA蛋白基因的一系列点突变（Point Mutation）的累积导致了氨基酸序列改变的积累，从而改变了HA蛋白分子上的抗原点，也可以由于序列出现丢失（Deletion）和插入（Insertion）而造成抗原性漂移发生。除此之外，还有分子内重组（Intramolecular Recombination），这在分节段的负链病毒中是极罕见的。

1.6.1.2 抗原性转变的机理：至今尚未完全弄清。当今主要有两种不同的看法，一种为动物源学说，主要认为是禽流感病毒直接传入人群，或人与禽流感病毒发生基因重配形成新亚型毒株。基因重配可直接发生在人群，也可发生在低等动物然后再传入人群；另一种认为是旧毒株的重视。

1.6.2 相变异

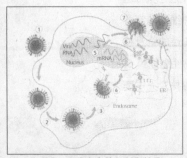

图5 流感病毒的复制和转录

只能在鸡胚羊膜腔中生长，被感染的羊水只凝集人或豚鼠的红细胞，而几乎不凝集鸡的红细胞，具有这种特性的病毒叫"O"相或原生相（Original Phase）毒株。这种毒株通过在鸡胚尿囊腔适应传代，获得了在鸡胚尿囊腔复制的能力，同时还获得了对鸡红细胞的凝集能力与对人及豚鼠的一样好，这种生物学特性发生改变的病毒叫"D"相

或转生相（Derivation Phase）毒株。相变在流行病学和临床上意义至今不清楚，而在流感监测、诊断和疫苗株选育方面则具有重要意义。

除此而外，还有致病性变异，如宿主适应性变异，冷适应变异和条件致病性变异等。

2 流行病学

流感流行病学最显著特点为：突然暴发、迅速蔓延、波及面广，具有一定的季节性，发病率高，但病死率低。在温、寒带地区，除出现新亚型毒株外，通常在冬、春季流行，但在热带和亚热带地区，流行可发生在任何季节。我国北方每年通常仅有一个冬季活动峰，而南方有夏季和冬季两个活动峰。流感一般流行3~4周后会自然停止，但新亚型出现所造成的世界性流感大流行常有2~3个流行波。感染率最高的为青少年，高危人群为年龄≥65岁，年迈体衰者或年幼体弱多病者或带有慢性疾病者。

2.1 传染源：流感患者和隐性感染者为主要传染源。

2.2 传播途径：流感主要通过空气飞沫和直接接触传播。

2.3 易感人群：人对人流感病毒普遍易感，新生儿对人流感病毒的敏感性与成人相同。新生儿患流感后，病情普遍比成人和年长儿童重。然而，人对禽流感病毒不易感。

3 临床特征

流感病毒感染的临床表现随病毒株、人群年龄、生理状态、既往史不同而异，可表现出隐性感染，显性感染，甚至死亡。

3.1 潜伏期：一般为1~3天，患者排毒量高峰在发病后1~3天，随体温下降，排毒量减少，但个别患者在发病后第7天仍可分离到病毒。在越南的调查表明，禽（H_5N_1）流感患者潜伏期一般为2~4天，平均为3天，发病前1天就开始排毒，儿童排毒时间比成年人长，免疫抑制者可长达一个多月。

3.2 临床症状：起病方式多为快和突然，临床特点为：少有寒战，发热（一般38℃~40℃）、头痛、全身无力，眼球外肌疼痛，腰背和四肢酸痛、厌食、恶心、打喷嚏、鼻塞和流涕等。少数患者的临床症状以胃肠道症

状为主，如恶心、呕吐、腹痛、腹泻等。无并发症的患者病后3~4天开始恢复，而且恢复彻底，如有并发症恢复期就延长[14]。体检特征：患者表现出不适，疲劳，面色潮红和结膜充血，1/2~1/4患者鼻塞，流鼻涕，少数病有声音嘶哑。

4 诊断

流感流行时一般可根据临床症状，结合流行病学资料可对患者作出初步诊断。如确诊则需要病毒分离阳性或病人双份血清抗体测定，其恢复期抗体滴度较急性期增高4倍或以上，或从患者采集的标本中查到病毒粒特异的蛋白或特异的核酸成份[15]。

5 预防和治疗

5.1 预防

5.1.1 疫苗免疫接种

流感病毒疫苗接种是当今预防流感最有效的一种手段。但流感病毒疫苗接种主要目的为减少发病率、住院率和病死率，而不是来防止流感发生和流行。流感病毒疫苗接种的效果取决于疫苗株抗原性是否与流行株相匹配、接种时间和对象等。

当今国际上主要为灭活苗，它有三种剂型：全病毒颗粒、裂解和亚单位，其中应用最广泛的为裂解苗。近来独联体和美国正在试用减毒活疫苗[16]。

5.1.2 药物预防

当今国际上推荐使用的有两类药物：一类为M_2离子通道阻滞剂，有金刚烷胺和金刚乙胺，它们对甲型流感病毒复制有抑制作用，而不能抑制乙型流感病毒的复制。是特异性抑制M_2蛋白离子通道，它很可能能直接结合到M_2蛋白的孔区[17]。另一种为神经氨酸酶抑制剂：扎那米韦（Zanamivir）和奥司他韦（Oseltamivir），它们对甲、乙型流感病毒复制均有抑制作用[18]。首先他们防碍病毒通过呼吸道的粘液，其次抑制了新合成的病毒颗粒从宿主细胞表面游离下来，减缓了病毒的扩散。

5.1.3 自我保护

平时要注意锻炼身体，增强对各种疾病的抵抗力，在流感流行季节要根据天气变化来增减衣服。少去甚至不去，更不要带儿童去拥挤的不卫生的公共场所和正在患流感样疾病的患者家中作客。节假日娱乐要适度，不能暴饮暴食。房间要经常通风换气，保持清洁，勤洗手。不接触病/死畜禽，不喝生水，不吃不熟的肉类和蛋类。生病时要尽快就医，多休息、多饮水等。

5.2 治疗

5.2.1 一般流感患者

一般流感患者可因地制宜，就地适当隔离，卧床休息等，而对禽流感疑似和确诊患者应进行隔离治疗。

5.2.2 对症治疗

可应用解热药、缓解鼻粘膜充血药等。如发生细菌继发感染，应使用抗生素。儿童忌用阿司匹林或含阿司匹林以及其他水杨酸制剂的药物，以避免引起Reye综合征。

5.2.3 抗流感病毒治疗

应在发病后48小时内试用抗流感病毒药物。

5.2.3.1 神经氨酸酶抑制剂：奥司他韦（Oseltamivir，达菲）。成人剂量每日150 mg，儿童每日3 mg/kg，分2次口服，疗程5天。饭后服用，因它会引起一些胃肠道不良反应。近来已有耐药毒株出现的报道，并在日本也有服用后引起死亡的报道。

5.2.3.2 离子通道M_2阻滞剂：金刚烷胺（Amantadine）和金刚乙胺（Rimantadine）。仅对甲型流感有疗效，金刚烷胺成人每日100~200 mg，儿童每日5 mg/kg，分2次口服，疗程5天。治疗过程中应注意中枢神经系统和胃肠道不良反应，肾功能受损者酌减剂量。孕妇、癫痫病史者忌用。使用时易引起耐药毒株出现。

5.2.3.3 中医药治疗：根据辩论诊治。

参考文献

1 Osterhaus ADME, Rimmelzwaan GF, Martina BEE, et al. Influenza B Virus in seals [J]. Science, 2000, 288 (5468): 1051-1053.

2 Guo YJ, Jin FG, Wang P, et al. Isolation of influenza C virus from pigs and experimental infection of pigs with influenza C virus. J. gen [J]. Viral, 1983, 64: 177-182.

3 Smith W. Andrewes C and Laidlaw P. A Virus obtained from influenza patients [J]. Lancet, 1933, 2: 66-68.

4 Steinhauer DA, Wharton SA. Structure and function of the haemagglutinin. In: Nicholson KG, Webster RG, Hay AJ, editors. Textbook of Influenza[J]. Black well Science, 1998, 54-64.

5 Wiley DC, Wilson IA, Skehel JJ. Structural identifica-

tion of the antibody-binding sites of Hong Kong influenza haemagglutinin and their involuement in antigenic variation [J]. Nature, 1981, 289：373-378.

6　Skehel JJ, Wiley DC. Receptor binding and membrane fusion in virus entry：the influenza hemagglutinin [J]. Annu Rev Biochem, 2000, 69：531-569.

7　Hay AJ. Functional properties of the virus ion Channels. In：Nicholson KG, Webster RG, Hay AJ, editors. Textbook of Influenza [J]. Black well Science, 1998, P74-81.

8　Weis W, Brown JH, Cusack S, et al. Structure of the influenza virus haemagglutinin complexed with its receptor, sialia acid [J]. Nature, 1988, 333：426-431.

9　Webster RG, Bean WJ, Gorman OT, et al. Evolution and ecology of influenza A viruses [J]. Micro Rev,1992, 56：152-179.

10　Bullough PA, Hughson FM, Skehel JJ, et al. Structure of influenza haemagglutinin at the pH of membrane fusion [J]. Nature, 1994, 371：37-43.

11　Doms RW, Lamb RA, Rose JK, et al. Folding and assembly of viral membrane protein [J]. Virology, 1993, 193：545-562.

12　Fujii Y, Goto H. Watanabe T, et al. Selective incorparation of influenza virus RNA segments into virions [J].Proc Natl Acad Sci USA, 2003, 100：2002-2007.

13　Steinhauer DA. Role of hemaglutinin cleavage for the pathogenicity of influenza virus [J]. Virology, 1999, 258：1-20.

14　郭元吉、程小雯. 流行性感染病毒及其实验技术 [M]. 北京 中国三峡出版社, 1997.

15　国家质量技术监督局发布, 流行性感染诊断标准及处理原则 (报批稿), 中华人民共和国国家标准 [S].

16　Kiseleva L, Su Q, Toner T, et al. Development and evaluation of live influenza (LIV) cold-adapted reassortant vaccines in cell culture. In：Kawaoka Y editor [J].Options for the Control of InfluenzaV ELSEVIER, 2004, 551-554.

17　Wang C, Takeuchi K, Pinto LH, et al. Ion channel activity of influenza A virus M2 protein：characterization of the amantadine block [J]. J Virol, 1993, 67：5585-5594.

18　Colman PM. Influenza virus neuraminidase：Structure, antibodies, and inhibitors [J]. Protein Sci, 1994, 3：1687-1696.

学 习 提 纲

1. 掌握流感病毒血凝素蛋白结构与功能在流感疾病发生与流行中的作用；甲型流感病毒抗原性变异的几种形式和发生机理；流感病毒在医学病毒学上分类及人甲型流感病毒的命名法；流感在流行病学上的最显著特征；流感的临床特征。

2. 熟悉甲型流感病毒 M_2 蛋白在病毒复制过程中的作用；当今国际上推荐在临床上应用的流感病毒药物及其作用机理；当今国际上使用的流感病毒苗及其优缺点。

3. 了解流感病毒复制的特点。

试题

1. 流感病毒在病毒分类学上属（　　　）

　A.冠状病毒科　　　　　　　B.腺病毒科

　C.正粘病毒科　　　　　　　D.副粘病毒科

2. 流感在流行病学上的显著特征包括以下（　　　）

　A.突然暴发　　　　B.迅速蔓延　　　C.波及面广

　D.具有一定的季节性　E.发病率高　　F.病死率低

3. 人流感病毒命名法可用下列公式表示：＿＿＿＿．

4. 流感病毒HA和NA抗原性变异有＿＿＿＿和＿＿＿＿两种形式.

5. 当今国际上推荐在临床上应用的两类流感病毒药物是＿＿＿＿和＿＿＿＿．

6. 接种流感病毒疫苗当今国际上主要为＿＿＿＿，它有三种剂型：＿＿＿＿、＿＿＿＿和＿＿＿＿，其中应用最广泛的为＿＿＿＿．

7. 简述流感病毒复制的特点。

8. 简述流感的临床特征。

9. 简述甲型流感病毒 M_2 蛋白在病毒复制过程中的作用。

10. 试述流感为一种古老的病毒性传染病，为何至今人类尚无法完全加以控制？

人感染高致病性禽流感

Human Infection by Highly Pathogenic Avian Influenza

乌正赉（中国协和医科大学流行病学教研室，北京，100073）
WU Zheng-lai

1 概述

禽流感是由甲型流感病毒引起的一种禽、人、畜共患的急性传染病，表现为从呼吸系统到败血症休克等多种症状，严重者可致死，潜伏期短，传染性强，传播迅速。

禽流感1878年首次报道于意大利，很长时间内被称为"鸡瘟（Fowl Plague）"，1981年改称禽流感。1901年证实禽流感的病原为滤过性病原体。20世纪40年代俄罗斯科学家分离到禽流感病毒，1955年证实禽流感的病原体是甲型流感病毒。1959年在苏格兰分离到H_5N_1流感病毒。

后来发现还有一种致禽类死亡的疾病叫新城疫（New Castle Disease），常与禽流感混为一谈。为了区别，现称"鸡瘟"为禽流感、或真性鸡瘟、欧洲鸡瘟，称"新城疫"为伪鸡瘟或亚洲鸡瘟。

H_5N_1亚型毒株在禽类中流行已有多年。自1878年以来，H_5、H_7两亚型毒株一直断续在世界各地鸡或火鸡中造成流感爆发流行。1997年3～5月我国香港特区新界3个鸡场爆发H_5N_1亚型毒株引起的禽流感，鸡病死率达70%～100%，造成鸡场倒闭，并感染18人、致死6人，患者均与病、死禽有过接触。5月21日香港1名3岁儿童死于不名原因的多脏器功能衰竭，经鉴定为H_5N_1亚型病毒感染所致，首次证实禽流感病毒H_5N_1亚型可感染人。上述感染禽流感患者中有7例分离出甲型流感病毒（H_5N_1），抗原和基因分析显示这7株病毒均含有禽流感病毒的8个基因片段。2003年2月荷兰鸡群中爆发H_7N_7亚型毒株引起的禽流感，500余个鸡场饲养的600余万只鸡全部被杀，128个鸡场受到威胁，至少有50个鸡场的83名接触者感染了H_7N_7亚型禽流感，表现为结膜炎、轻型流感症状，其中1名兽医因呼吸窘迫综合征死亡，另2例患者还传给了2名家庭成员，显示其人传人的潜在能力。

2003年11月中旬开始，东亚、南亚的越南、泰国、韩国、柬埔寨、老挝、日本、巴基斯坦及印尼等10国，以及我国台湾地区先后爆发了高致病性H5N1亚型流感病毒引起的禽流感。2004年1月下旬我国广西隆安县首先爆发H5N1亚型高致病性禽流感，后共发生50起疫情，累及16个省、市、自治区（湖北、湖南、云南、新疆、广东、上海等）。所幸的是疫点未扩散，也无人的感染。2005年7月21日以来俄罗斯、加拿大、哈萨克斯坦、保加利亚、芬兰、罗马尼亚、土耳其、希腊、英国、克罗地亚、瑞典、匈牙利、德国、科威特、乌克兰、美国等国的家禽或候鸟、野禽中都曾发生禽流感。

2005年5月以来，特别是10月份以来，我国又有12个省、自治区、直辖市（青海冈察县，内蒙古呼和浩特、扎兰屯市，湖南湘潭、永州市，安徽天长、淮南市，辽宁黑山县、阜新、锦州，湖北京山、孝感、石首市，重庆市合川市，新疆泽普、乌鲁木齐县、和田、乌鲁木齐市、吐鲁番市、鄯善县、米泉市，山西省孝义市、内蒙古莫力达瓦达斡尔族自治旗、宁夏银川市，云南省楚雄市），以及台湾台南市曾先后发生50起禽流感疫情。

2003年12月3日越南发生首例人感染禽流感患者，至2005年12月30日，亚洲5国共确认142例人感染禽流感病例，死亡74人，其中越南42例、泰国14例、印尼11例、柬埔寨4例、中国3例。病例多有与病、死禽接触史，提示流感病毒再次跨越禽类传到人类。从越南、泰国的人禽流感病例中分离的H_5N_1亚型病毒的8个基因片段均属于禽流感病毒基因，但已明显不同于1997年香港人禽流感病例中分离的病毒亚型的基因。

迄今，全球共已发生3 730起禽流感，其中我国发生80起。2005年我国禽流感疫情与2004年相比呈现出5大特点：（1）2004年我国的禽流感都是在孤立的点上呈散发状，2005年局部地区连片发生，如辽宁黑山。

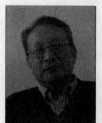

乌正赉（1941—），男，浙江宁波人，教授，主任医师。曾任中国协和医科大学公共卫生系主任、教务处处长，中华医学会会员，中华预防医学会会员，中华医学会全科医学分会主任委员，世界卫生组织全球环境流行病学网络成员，中华预防医学会流行病学分会传染病流行病学学组常务成员。享受国务院颁发的政府特殊津贴。曾获卫生部科技进步三等奖。

（2）2004年疫情发生时间相对比较集中，不到2个月发生50起，季节性较强，2005年5、6、8、10、11月份都有疫情发生。2005年禽流感病毒毒力增强，候鸟死亡数属历年之最。（3）2004年我国水禽只带毒不发病，2005年发生的30起禽流感疫情有9起发生鸭、鹅死亡，其中6起疫情先发生水禽死亡。（4）2004年只有家禽感染，2005年发生候鸟、留鸟和家禽交叉感染。（5）2005年发生人感染禽流感，而2004年未发生。

2 预防控制禽流感的意义

我国是禽类养殖大国，存栏142亿羽禽，占全球养殖禽类的约30%。禽流感使禽大批死亡、产蛋减少，不仅影响农民收入和畜牧业发展，相关的饲料业和粮食加工业等也受到连锁影响，造成巨大经济损失。

更重要的是H_5N_1、H_9N_2、H_7N_7亚型流感病毒毒株能使人感染禽流感。对人感染禽流感至今没有预防用的疫苗、也无特殊治疗方法。人感染禽流感的临床危害性已超出以往估计，病毒可激活人体固有的免疫反应，病情急遽，可导致脑炎（脑病）、抽搐、昏迷、腹泻，以及不同于一般的呼吸系统疾病的其他病症、多脏器功能衰竭等，迅速致死，病死率高达50%以上（天花病死率30%，1918～1919的西班牙流感病死率1%）。

禽流感病毒易发生基因转变（Genetic Modification），且速度很快。一旦H_5N_1亚型病毒发生变异，或机体同时感染禽流感病毒和人流感病毒，H_5N_1毒株与人流感病毒基因可发生重配，产生新的亚型病毒，人体内的流感病毒受体很容易接受这种变异的病毒株，即可开始流感新的大流行，后果不堪设想。高度致病性的甲型流感病毒H_5N_1亚型具有跨越种属、从禽跃到人的能力。如果禽流感病毒H_5N_1变异为一种可在人类之间传播的新型流感病毒亚型，获得人传人的能力，可感染全球30%的人口，导致10亿人罹病、200～700万人丧生。据UNDP和WHO评估，一旦禽流感病毒在人与人之间传播，疫情将持续至少2～3年。流感大流行可周期性发生，不可预见。人传人的危险信号为：（1）传播频率明显加快；（2）从患者分离的病毒基因发生显著改变。

因此，禽流感已成为重要的突发公共卫生事件，

国际动物卫生（兽医）局将禽流感列为动物A类传染病，我国农业部将其列为甲类监测传染病。禽流感也是国际上反生物恐怖的重要内容之一。卫生部将流感列为"十五"规划重点防制的传染病。我国2004年8月28日新修订的《传染病防治法》将"人感染高致病性禽流感"列为乙类传染病，按甲类传染病进行管理。

禽流感向人间传播可能性到底有多大？理论上这种可能性非常小，因为：（1）人的受体特异性限制；（2）禽流感病毒不含有能在人间流行的基因片段；（3）禽流感病毒HA蛋白分子连接肽含多个碱性氨基酸，而人体呼吸道上皮细胞没有相应的裂解酶体系。实际上自1878年禽流感首次爆发以来，尚未出现这种"突破"，但不能排除因生态和人类行为改变而导致这种"突破"危险性增加的可能。

3 病原学

3.1 禽流感病毒

系甲型流感病毒的一种，其形态、结构、化学组成、复制方式等均与人甲型流感病毒基本相同。在分类学上，流感病毒属于正粘病毒科，是一类对粘蛋白具有特殊亲和性的RNA病毒。流感病毒分甲、乙、丙3型。甲型流感常以流行形式出现，可以引起世界性大流行，甲型流感病毒在动物（低等动物、禽、鸟类）中分布广泛。20世纪以来，全球曾发生4次人流感大流行，其中3次与禽流感密切相关。（1）1918～1919年大流行，H_1N_1亚型病毒的8个基因片段全部来自禽流感。（2）1957年大流行，H_2N_2亚型病毒是人和禽流感病毒通过基因重配而来，其中HA、NA、PB1三个基因片段来自禽流感病毒，其余片段来自人流感病毒。（3）1968年大流行的H_3N_2亚型病毒也是人和禽流感病毒通过基因重配而来，其中HA、PB1基因片段来自禽流感病毒，其余基因片段来自人流感病毒。

"禽流感病毒"这个名称并非分类学术语，如果认为"禽流感病毒是指那些感染禽、鸟类的流感病毒"，那么所有甲型流感病毒都可称作禽流感病毒。从公共卫生角度出发，目前所说的禽流感并不包括在人类中传播的H_1、H_2、H_3亚型、以及尚未发现对人致病的其他亚型。目前的禽流感病毒特指是由禽、鸟传给人的

H_5、H_7、H_9多种亚型流感病毒的总称，其中已发现能感染人的有H_5N_1、H_9N_2、H_7N_7三种亚型毒株，均为甲型流感病毒的成员。

3.2 形态与结构

流感病毒呈球状或丝状，直径80～120 nm。病毒的核心为核酸，系单链分片段RNA病毒，基因组总长13 600个核苷酸，由8个相对分子质量不同的单链RNA片段组成，每个片段分别转录和复制不同的蛋白质。流感病毒有核蛋白、基质蛋白、血凝素及神经氨酸酶等4种结构蛋白抗原。核蛋白和基质蛋白是病毒分型的依据。与每个RNA片段结合的有核蛋白NP，3个与核酸复制、转录有关的依赖RNA的RNA多聚酶蛋白PA、PB_1、PB_2。RNA与NP合称核糖核蛋白（RNP），即核衣壳，呈螺旋对称。核蛋白为可溶性抗原，抗原性稳定，具有型特异性，未见变异。

病毒的包膜内层为病毒基因编码的基质蛋白M，它增加了包膜的硬度和厚度，并可促进病毒装配。M蛋白抗原性稳定，有型特异性。包膜外层（外膜）为来自宿主细胞的脂质双膜，甲、乙型流感病毒外膜上镶有两种病毒基因编码的糖蛋白刺秃：即血凝素（HA）和神经氨酸酶（NA），两者的数量比为5:1，其抗原性易变异，是划分流感病毒亚型的依据。按血凝素和神经氨酸酶抗原特性不同，流感病毒分成若干亚型。迄今已发现甲型流感病毒血凝素有15个H亚型（H_1～H_{15}），神经氨酸酶有9个N亚型（N_1～N_9），均已从禽类中分离到。人类迄今只见H_1、H_2、H_3和N_1、N_2亚型病毒的传播。

3.3 变异

流感病毒抗原性不稳定，突变率极高，宿主的选择作用也可引起抗原性变异。流感病毒每年都在发生变化，10～40年发生一次大的变异。抗原变异主要是指病毒外膜上的HA和NA抗原的变异，尤其是HA，因为HA所产生的抗体能中和病毒感染。抗原变异与流感流行关系密切。

流感病毒变异有两种形式，即抗原性漂移（Drift）和抗原性转变（Shift）。抗原性漂移属于亚型内变异，是由编码血凝素和/或神经氨酸酶蛋白基因发生的一系列点突变引起的，是免疫群体中筛选变异株的反应，这是一种小幅度的变异，可引起致病性更强毒株出现。抗原性转变是甲型流感特有的变异，病毒的HA和/或NA发生重大改变，使新毒株的HA和/或NA抗原结构与以往流行毒株失去联系，形成新的亚型毒株，从而导致流感大流行。机体细胞如同时感染两种不同流感病毒时，病毒基因组的8个基因片段可以交换（Crossover）和重配（组）（Reassortment），来自不同宿主的流感病毒也易发生基因交换，产生新的亚型（可能产生256种以上组合的、毒力各异的子代病毒）。因此，流感病毒基因呈现多样性，这是由于从两种不同病毒的基因可以重配，或流感病毒复制过程易发生错误，单次突变逐渐积累，最终可使病毒特性发生改变（从量变到质变）。1968年H_3N_2亚型毒株引入人群后不久，即发过这种现象。1997年香港禽和人一起感染禽流感时，流感病毒在人体复制过程中发生某些改变。荷兰2003年H_7N_7禽流感流行中也曾发生这种改变。所幸的是这些改变至今尚不足以造成禽流感在人与人之间传播。

与人流感病毒不同的是，禽流感病毒数量大、对环境抵抗力较强、在自然界抗原性较稳定，毒株呈多样性，病毒粒基因保守、复杂（同时流行不同基因特性的毒株）。

3.4 抵抗力

流感病毒不耐热，56℃加热30分钟可灭活，0℃～4℃时能存活数周，－70℃以下可长期保存。对于干燥、紫外线、及乙醚、氯仿、丙酮等有机溶剂，常用消毒剂都敏感。禽流感病毒可在禽类、尤其在水禽胃肠道复制，经粪便排出体外，禽泄殖腔中含有大量禽流感病毒，病毒受有机物保护可有较大抵抗力，病毒颗粒的感染性在粪便中可保持1周、在水中可保持1月。

3.5 致病性

不同亚型的禽流感病毒其致病力大不相同，有的感染后仅表现为带毒状态、不发病，有的感染后100%病死。据此可将禽流感分为高致病性禽流感和低致病性禽流感。高致病性（接种易感鸡能致75%死亡）禽流感都是由H_5、H_7亚型引起的，但并非所有H_5、H_7亚型均为高致病性。

3.5.1 判断禽流感病毒是否致病的标志：（1）HA_1与HA2连接肽中碱性氨基酸的多寡？多者为致病性。

(2) 组织培养中，无胰酶存在条件下，能否形成蚀斑？能者为致病性。 (3) 鸡静脉注射病毒，能否引起发病并死亡？能者为致病性。但上述标志并非绝对。

3.5.2 影响禽流感病毒致病性的因素： (1) 毒株的亚型：仅 H_5N_1、H_9N_2、H_7N_7 亚型毒株能感染人。 (2) 家禽种类和品种：火鸡比鸡敏感，外来纯种鸡比本地鸡敏感，一般对鸭、水禽不致病，只带毒。近来发现 H_5N_1 亚型毒株可使鹅、鸭致病。 (3) 家禽的营养、健康状况：营养差、健康状况差、年幼者易发病。 (4) 家禽体内的酶类：纤维蛋白溶酶、金葡菌分泌的酶能增强抵抗力。

人广泛暴露于感染的禽类，但人禽流感发生率较低。表明物种屏障牢固。个别家庭成员聚集性可能与共同暴露有关。

4 流行病学

4.1 传染源

主要为患禽流感的病禽、死禽、隐性感染的禽、携带禽流感病毒的健康禽，特别是感染 H_5N_1 亚型病毒的鸡、鸭、鹅、迁徙的候鸟。鸟类迁徙行为在禽流感自然传播中起到重要作用，鸟类很强的活动能力可加速疫病的传播，鸟类迁徙范围具有全球性，它在每年春季和秋季之间、往返于越冬地与繁殖地之间的长途跋涉过程中停歇、补充能量和体力，有可能与家禽接触，产生交叉感染。鸟类这种跨国界的迁徙行为，为可能携带的各种病原向外界的传播创造了条件。

没有证据说明"加过工的禽类产品或食品能传播禽流感"，尚未见因饮食而感染禽流感的病例。迄今也无证据显示感染禽流感的病人可作为传染源。其他哺乳动物，如猪在自然条件下是否可作为流感病毒的储存宿主，值得注意。

人类禽流感与职业高度相关。提示存在轻型、隐性感染。人群中存在禽流感病毒隐性感染，如家禽业从业人员 H_5N_1 抗体阳性率约10%，参与禽类宰杀的人员 H_5N_1 抗体阳性率为3%，收治禽流感患者医院病区的医务人员 H_5N_1 阳性率为3.7%，而其他无关病区的医务人员阳性率为0.7%。人感染禽流感患者的亲属抗体阳性率为12%。1997年照看过香港18位禽流感患者的医务人员中部分呈现抗体阳性。

4.2 传播途径

自然条件下，禽流感病毒的传播途径尚不完全清楚。直接接触感染病毒的禽类及其分泌物和排泄物，吸入禽类分泌物或排泄物中的病毒颗粒，是人感染禽流感的主要方式和途径。

空气飞沫（禽类分泌物、排泄物经空气飞沫传播）、密切接触（如饲养鸡）、粪-饮水-口（禽类泄殖腔、粪便、湖水中都曾分离出病毒）是主要传播途径。此外，还存在垂直传播（感染禽流感的火鸡下的蛋中曾分离出病毒）、病人的机械传播（仅有个别人禽流感病例可直接感染人，但尚无人或其他哺乳动物直接感染禽的证据），以及蚊虫叮咬（尚无确凿证据）传播的可能。不接触病、死禽的普通公众一般不会感染禽流感病毒。目前尚无人与人之间传播的确切证据。

4.3 易感人群

禽和人对禽流感普遍易感。人对禽流感病毒普遍缺乏抗体、无抵抗力。禽流感病毒主要感染与病鸡、死鸡密切接触者。在已感染 H_5N_1 的病例中，13岁以下儿童的比例较高，且病情较重。易感性取决于不同毒株、亚型、禽的种类。幼禽较成禽敏感、外来禽较当地禽敏感。与活禽接触者抗体阳性率较一般人群高。家禽养殖业者、在发病前1周内去过家禽饲养、销售及宰杀等场所者以及接触禽流感病毒感染材料的实验室工作人员；病、死禽密切接触者，如饲养、贩卖、屠宰、加工病、死禽人员，捕杀、处理病、死禽，但未按规定采取防范的人员；直接接触病、死禽及其排泄物、分泌物等相关人员；人禽流感病人的密切接触者，包括与出现症状后的病例或疑似病例共同生活、居住、护理病人或直接接触过病人呼吸道分泌物、排泄物、体液的人员等，都是禽流感的高危人群。

5 临床表现

5.1 发病机制

流感病毒先侵犯鼻黏膜纤毛上皮细胞，进一步侵犯气管、支气管，如过去曾遇到过类似病毒，体内抗体和糖蛋白抑制物就会抵抗，与病毒结合将其清除，如遇到的是未曾感染过的新的亚型病毒，病毒就大量复制，病毒颗粒穿破呼吸道黏膜进入、并感染其他细胞。细胞破坏后有液体渗出，帮助病毒扩散，累及气管、支气管、细支气管和肺泡上皮。肺部可发生广泛炎症、细胞坏死，致病毒性肺炎、呼吸窘迫综合征，呼吸道抵抗力降低、继发细菌感染。呼吸道黏膜破坏后，部分病毒及其产物进入血流，造成全身中毒症状。病毒随血流进入脑脊液，致中枢神经系统症状，如Reye综合征等。病人可死于病毒性肺炎、呼吸衰竭、多脏器功能衰竭。

我国香港大学研究人员发现，H_5N_1型禽流感病毒会在人体免疫系统内引发一场化学物质"风暴"，免疫系统内细胞因子（一类炎性蛋白质，包括白介素6、8、1β、单核细胞趋化蛋白、可溶性白介素2、IP-10、TNF-α、β-干扰素、γ-干扰素等）猛烈、迅速作用于肺组织，干扰免疫系统正常工作，这种免疫系统化学物质过度反应很可能是致命的，最终导致感染者尤其是年幼患者很快被病毒击垮。年轻人由于免疫系统较活跃，反应也就更强烈。

5.2 症状

5.2.1 禽流感：禽流感的症状与人流感截然不同。常突然发生，突然死亡，鸡可在没有任何症状前死亡，迅速蔓延。发病率高（可达100%）、死亡快（发病5天内死亡）、病死率高（30%~80%，甚至100%）。病鸡死亡前常表现为：饲料摄入、饮水量急剧下降，产蛋量也急剧下降，鸡极度沉郁，头、脸部水肿，鸡冠发绀，无毛处（爪）皮肤发绀，脚鳞出血，极度消瘦，腹泻（下痢）、身体蜷缩，神经紊乱，共济失调，惊厥等中枢神经系统，而后全身中毒症状。剖检见各器官出血性改变。最早见于皮肤、冠、肉垂，然后渐波及其他器官，如口腔粘膜、胃粘膜、肌胃角质层下、十二指肠、鼻腔、气管、支气管粘膜。病毒几乎遍布全身任何器官和组织，病鸡分泌物和排泄物、甚至母鸡下的蛋均携带病毒。

禽流感病毒在禽中引起的症状变化多端，从隐性感染到致死性感染都有，禽流感潜伏期从几小时到几天，取决于禽的种类、年龄、病毒型别、感染剂量、感染途径、并发感染、环境因素等。水禽一般呈隐性感染。

5.2.2 人感染高致病性禽流感

5.2.2.1 流行病学史：1周内到过禽流感爆发地区，与病禽分泌物、排泄物密切接触、在禽流感实验室工作等都可暴露于病毒，不排除其他禽类、猪作为传染源的可能。冬春季高发，传播快。

5.2.2.2 潜伏期：1~3天，<7天，可能长于其他已知型的人流感，最长可达8天。潜伏期末即有传染性，病初2~3天传染性最强。

5.2.2.3 症状和体征：起病急，患者呈急性病容、面颊潮红，高热、体温39℃~40℃、眼结膜轻度充血、眼球压痛，呼吸道症状较轻，可伴流涕、鼻塞等卡他症状及咽痛、咽充血、口腔黏膜疱疹，咳嗽，全身症状重，表现为头痛、乏力、全身酸痛。

几乎所有病例均有肺炎，属于原发性病毒性肺炎，入院时常无细菌叠加感染，吸气期湿性啰音。胸部X线摄影可无变化，或仅见肺纹理加重，合并肺部感染时初期见沿肺门向周边走向的炎性浸润影，后出现节段性片状影，分布多个肺野，呈现弥漫性、多灶性、斑片状渗出阴影，间质渗出物，节段性或叶性实变伴支气管空气征，最常见累及两个肺区的多灶性实变，多集中于肺野中内带，后期可呈融合性改变。发生放射学异常的中位数时间为7天（3~17天）。

部分严重者可出现呼吸困难、呼吸急促、发绀、急性呼吸窘迫综合征（ARDS），呼吸衰竭。发生呼吸困难的中位数为5天（1~16天），发病至呼吸窘迫综合征的中位数时间为6天（4~13天），肺出血、胸腔积液，痰量不等，有时为血性。可并发全血细胞减少、多脏器衰竭伴肾功能不全、败血症、休克、Reye综合征等。

少数有恶心、呕吐、腹痛、便秘或腹泻等轻度消化道症状，胸膜痛、鼻出血、牙龈出血等，少数可发生肾功能衰竭、败血性休克而死亡。

5.2.2.4 实验室检查：外周白细胞计数正常、减少或略有增加，淋巴细胞变化不定，严重者淋巴细胞减少。轻中度血小板减少，转氨酶轻中度升高，高血糖（与皮质激素使用相关），有些人肌酐增高。

特异性检测包括病毒分离、鉴定，病毒蛋白抗原、核酸检测，血清抗体检测（恢复期抗体滴度较急性期增高4倍或以上）。无论哪种检测方法，标本的最佳采集时间、采集方法以及标本保存运输条件是保证检测结果的关键。咽部病毒检出率和病毒RNA水平均高于鼻部。发病初期，采集病人的鼻拭子、咽拭子或者气管抽取物，最佳采集时间为发病后3～5天，发病8天后的标本就很难检测到病毒核酸或分离到病毒。采集病人急性期血清越早越好，恢复期血清一般在发病后21天采集。如病例死亡，需及时采集病人的肺、气管等组织用于病毒的分离和病毒核酸的检测。无论哪种检测方法都需重复试验才具有科学性。

5.3 预后

人感染禽流感的预后与所感染的病毒亚型有关。感染H_9N_2、H_7N_7亚型者预后大多良好，感染H_5N_1亚型者预后差，病死率约30%～50%。预后还与年龄、有无基础疾病、治疗是否及时、有无并发症等有关。

6 诊断

按卫生部《人禽流感诊疗方案》（2005年版），根据流行病学史、临床表现及实验室检查结果，可作出人感染禽流感的诊断。

6.1 流行病学史

接触史在诊断中有重要意义，包括发病前1周内曾到过疫点，与被感染的家禽及其分泌物、排泄物等有密切接触，与禽流感患者有密切接触等，均有感染禽流感病毒、患病的可能。

可能的危险职业包括家禽养殖工人、家禽加工厂工人、家禽屠宰人员、活禽市场工作人员、处理过或最近宰杀过家禽的厨师、宠物鸟零售或贸易人员、医务人员、实验室处理禽流感病毒标本人员。尚不能排除其他禽类、猪作为传染源的可能。

可能的暴露危险是指在出现症状前1～7天，到过禽流感爆发流行地区，与活的、病的或死的家禽或野禽及其分泌物、排泄物密切接触（1m内），暴露于圈养或曾经圈养的家禽的环境（过去6周内），无保护条件下近距离（可触及或说话）接触确诊或疑似H_5N_1病人，在无保护条件下近距离（可触及或说话，1m内）接触了后患严重肺炎或不明原因死亡的急性呼吸系统疾病病人，居住在有家禽死亡的地区及其他职业性暴露。

流行病学史不详的情况下，根据临床表现、辅助

检查和实验室检查结果，特别是从患者呼吸道分泌物或相关组织标本中分离出特定病毒，或采用其他方法，禽流感病毒亚型特异抗原或核酸检查阳性，或发病初期和恢复期双份血清禽流感病毒亚型毒株抗体滴度4倍或以上升高，也可确定诊断。

6.2 临床症状和体征

起病急，高热，体温39℃～40℃，2～4天后体温可消退。全身症状重，表现为头痛、乏力、全身酸痛。呼吸道症状较轻，可伴流涕、鼻塞等卡他症状及咽痛、咳嗽。部分严重者可出现肺炎、呼吸困难、发绀、急性呼吸窘迫综合征、肺出血、胸腔积液、全血细胞减少、肾功能衰竭、败血症、休克、Reye综合征、多脏器功能衰竭等并发症。少数有恶心、便秘或腹泻等轻度消化道症状。患者呈急性病容、面颊潮红、眼结膜轻度充血、眼球压痛、咽充血、口腔黏膜疱疹、肺少量啰音。肺部X线影像可见炎性浸润影、节段性片状影，分布在多个肺野，后期可呈融合性改变，多集中于肺野中内带。

6.3 实验室检查

外周白细胞计数正常、减少或略有增加，淋巴细胞变化不定，严重者淋巴细胞减少。实验室特异检查：包括病毒蛋白抗原、核酸检测，病毒分离、鉴定，双份血清（发病头3天和发病后2～3周）抗体（H、N、NP抗体）滴度呈4倍增高。抗血凝素抗体是主要保护性抗体，能中和病毒，防止再感染，具有株特异性。抗神经氨酸酶抗体可抑制病毒从细胞表面释放，防止再感染其他细胞，减少病毒增殖，也具有株特异性，因N变异慢，一定时期内常有交叉免疫。抗核蛋白抗体具有型特异性，无保护作用，感染发病后才增高，接种疫苗后一般不升高。

6.4 诊断与鉴别诊断

根据流行病学史、当地流感疫情及周围禽类和人群发病情况、临床表现及实验室检查结果，排除其他疾病后，可作出诊断。注意已使用奥司他韦者可减轻症状。必要时辅以病原学检查，即可作出鉴别。

6.5 病例分类

6.5.1 医学观察病例：有流行病学接触史，1周内出现流感样临床表现者。对医学观察病例者，医疗机构应当及时报告当地疾病预防控制机构，并对其进行7天医学

观察。

6.5.2 疑似病例：有流行病学接触史和临床表现，呼吸道分泌物或相关组织标本甲型流感病毒M_1或NP抗原检测阳性或编码它们的核酸检测阳性者。

6.5.3 临床诊断病例：被诊断为疑似病例，但无法进一步取得临床检验标本或实验室检查证据，而与其有共同接触史的人被诊断为确诊病例，并能够排除其他诊断者。

6.5.4 确诊病例：有流行病学接触史和临床表现，从患者呼吸道分泌物标本或相关组织标本中分离出特定病毒，或采用其他方法，禽流感病毒亚型特异抗原或核酸检查阳性，或发病初期和恢复期双份血清禽流感病毒亚型毒株抗体滴度4倍或以上升高者。

7 治疗

尚无特异治疗。疑似和确诊的人禽流感患者均应住院隔离治疗，休息，补充液体，多喝水。病人家属应接受有关个人卫生、预防控制措施的教育。

吸氧、机械通气、支持性治疗是治疗的基础。大多数H_5N_1住院病例在入院48小时内需要呼吸支持。雾化器、高流量吸氧面罩应在严格空气预防的条件下使用，严防院内传播。

加强多脏器功能衰竭、低血压的监护。

广谱抗菌素属经验性治疗。早期抗病毒药物似乎有效，可联合或不联合皮质激素。病程后期这些治疗与总死亡率下降无明显关系。

对症治疗：解热、镇痛、止咳、祛痰、缓解黏膜充血。儿童忌用阿司匹林。

抗病毒药物是人群中出现禽流感病毒新亚型感染早期控制病情的一项重要措施。抗流感病毒治疗应在等待实验结果时立即开始。据观察，存活病例在使用奥司他韦（Oseltamivir）2或3天后通常再分离不出病毒。死亡病例尽管早期使用奥司他韦，但病程继续进展，咽部病毒载量不减。

有2类获准上市的药物：离子通道M_2阻滞剂金刚甲胺（Amantadine）、金刚乙胺（Rimantadine）和神经氨酸酶抑制剂奥司他韦（又称达菲，Tamiflu）。金刚甲胺、金刚乙胺100～200 mg/d，可抑制流感病毒复制。神经氨酸酶抑制剂具有对抗禽流感病毒的N蛋白的活性。目前流行的毒株已发生突变、产生对金刚甲胺的耐药性。近来在接受奥司他韦治疗的H_5N_1感染者中也检出耐药变异，或也可试用扎那米韦（Zanamivir）局部喷雾吸入。

奥司他韦150 mg/d（75 mg，每天2次，连续5天），儿童按体重调整。体重≤15 kg，30 mg；体重15～23 kg，45 mg；体重23～40 kg，60 mg；体重>40 kg，75 mg；每天2次，连续5天。严重感染时可考虑采用更大的成人剂量（150 mg，每天2次），连续7～10天。奥司他韦对禽流感病毒H_5N_1、H_9N_2有抑制作用，发病48小时内服用有效，可减轻发病和症状。注意口干、头晕、嗜睡、共济失调等副作用。孕妇、神经、精神异常者、肝肾功能损害者禁用。

中医药治疗：清热、解毒、化湿、扶正祛邪。

其他治疗包括使用免疫调节剂如皮质类固醇、α-干扰素，对症治疗，如解热、镇痛、止咳、祛痰、缓解粘膜充血，防止并发症（细菌性继发感染）。

8 预防与控制

人感染高致病性禽流感的预防控制包括两个方面，即禽流感的预防控制及人感染禽流感的预防控制。

8.1 禽流感的预防控制

控制动物中禽流感的蔓延，可减少人类感染机会，从而减少引起大流行的流感病毒出现机会。防控高致病性禽流感，应坚持预防为主、依法防治、科学防治、实行综合防控措施，切实做好各项防控工作。

8.1.1 加强法规建设

认真贯彻《动物防疫法》、《重大动物疫情应急条例》等法规。加强动物检疫、畜禽防疫机构的建设。

8.1.2 应急准备

县级以上政府应制定重大动物疫情应急预案，兽医部门须制定预案的实施方案，建立物资储备，包括疫苗、药品、设施和防护用品，并建立应急预备队。

8.1.3 加强禽类疫情监测、报告和公布

各地要建立完善禽类疫情监测网络和预防控制体系，早发现、早控制，防患于未然。防疫监督机构负责疫情监测，禽类饲养经营单位及个人应积极配合，发现

禽类疫情立即报告，县、市级机构应在2小时内报告省级机构，省级机构应在4小时内向国务院报告。农业、兽医主管等部门应与卫生部门及时互相通报。应加强兽医的培训。

加强重点地区的禽类疫情监测，特别是加强对边境、发生过疫情、养殖密集地区的监测。加强对候鸟迁徙路经区域和南方水网地区的监测。

8.1.4 应急处理

疫情发生后，各级政府应建立应急指挥系统，启动紧急预案，加强基层群防、群控，向村民、居民宣传动物疫病知识，发现死禽应及时报告。

8.1.5 加强禽类免疫工作

对所有种禽、边境地区的家禽和重点水网地区的水禽应进行强制免疫，并及时进行免疫效果监测，确保免疫质量。我国已研制成功多种禽用禽流感疫苗，如H_5/N_9二价禽流感灭活疫苗、禽流感与新城疫病毒二价疫苗、H_5N_{28}禽流感疫苗、新型H_5N_1基因工程疫苗、禽痘活载体疫苗等，不但可满足国内需求，并可出口。

8.1.6 限制活禽在地区、国家之间的运输

加强活禽交易市场的监管，严格检疫监督。加强防控工作的督查。

8.1.7 疫区处理

发生疫情后，应严格封锁疫区、实施检疫21天。疫点周围3公里内的禽类予以扑杀、深埋、焚烧。5公里内强制免疫。病禽应严格隔离。焚烧喂饲病禽的饲料。禽舍周围环境彻底消毒。严禁疫区的禽或蛋输出到其他地区。严禁活禽进入市场。严禁儿童与病禽接触。对参与封杀病禽的兽医人员必须加强防护。

8.1.8 养殖规范化

科学、卫生饲养禽类，严防禽流感病毒传入禽群，减少与禽类接触机会，宰杀禽类的工人应严格防护。加快推进家禽饲养方式转变。采取有效措施，引导各地发展适度规模养殖，提倡集约化、标准化、清洁养殖，改善饲养环境。

禽流感病毒的传播范围广泛，禽流感的最初暴发尚难控制，预防控制的目的是控制疫情蔓延。疫情暴发的最初两三星期最为关键，如能在此阶段及时控制，疫情可能不会大规模蔓延。

8.2 人感染禽流感的预防控制

尚无特效方法，应采取综合性措施。防止人类接触禽流感病毒的行为是一个重要办法。

8.2.1 制定预防控制禽流感的预案

一旦发生禽流感流行，即按照预案，设立发热门诊及定点医院，加强病例的鉴别、诊断、治疗，限制病人的转运。加强医院感染的控制。做好医护人员和疾病预防控制人员的培训。设立专家组，做好病例的诊断、救治和防控。储备必需的物资，加强禽流感防控工作的监督管理。

8.2.2 首先应加强疫情监测

关键是要做到"四早"：早发现、早报告、早隔离、早治疗。

8.2.3 医疗机构的预防控制措施

按接触、飞沫或空气传播实施隔离措施。12岁以下儿童和成年病人排出病毒可持续21天。隔离措施必须持续至退热后至少7天。病人应住单人、负压病房，或门窗关闭的独立病房，或指定的多床位房间，床间相距至少1米，并设有物理屏障。探视应减少至最低程度，探视人员应配备个人防护设施。

医务人员暴露的控制：医务人员戴N95或等效的面罩，穿长袖隔离衣、戴护目镜、手套。限制医务人员直接接触病人的数量，减少进入病人所在病房的次数，这些医务人员不要再照看其他病人。照看人禽流感患者的医务人员每天检测体温2次，如有不适，应停止参加直接接触病人的医护活动，如有发热（体温>38℃），应接受相应检查、诊断，如不能确定其他原因，应立即接受经验性奥司他韦治疗。可能暴露传染性气雾、分泌物或其他体液者（因防护失效），应考虑用奥司他韦进行暴露后预防（75 mg，每天1次，连续7～10天）。参与高危操作（产生气雾）者应实施暴露前预防。

洗手：接触病人前后，接触病人分泌物、排泄物后，进出隔离病房穿戴防护用品前、脱除后，在同一病人身上由污染操作转为清洁操作，戴摘手套前、后等，均应进行手的消毒。

手消毒可采用0.3%～0.5%碘伏，或异丙醇类、洗必泰-醇、新洁尔灭-醇、75%酒精等，揉搓1～3分钟。

8.2.4 职业暴露的个人防护

密切接触禽类的人员应使用防护用品，包括防护服、口罩、眼镜、手套、鞋套、长统胶靴、工作服、工作帽。注意正确穿戴个人防护用品的先后顺序，依次为口罩，防护帽，防护服，防护眼镜，鞋套或胶鞋，手套。脱的顺序依次为防护眼镜、防护服、手套、帽子、鞋套或胶鞋、口罩。

8.2.5 家庭和密切接触者的预防与管理

密切接触者的判定标准：饲养、贩卖、屠宰、加工禽类的人员，捕杀、处理病、死禽，与病、死禽密切接触者，但未按规定采取防范的人员，直接接触病、死禽及其排泄物、分泌物等相关人员。

禽流感病人密切接触者的判定标准：与出现症状后的病例或疑似病例共同生活、居住、护理病人或直接接触病人呼吸道分泌物、排泄物、体液的人员。

接触者的管理：医学观察7天，并予以健康教育，每日测体温，询问症状，出现异常表现者（体温>38℃、咳嗽、咽痛等），及时进行诊治。出现人与人间传播时，密切接触者应予以隔离观察。

8.2.6 到疫区旅行者的预防措施

在旅行前至少2周，接种现行的3价流感疫苗，避免接触家禽，避免接触污染家禽粪便或分泌物的表面，经常洗手或使用酒精凝胶，保持双手良好卫生，不进食未煮熟的鸡蛋或禽类食品，处理生的禽类时，洗手最重要。从疫区返回后10天内如出现发热、呼吸道症状，应及时就诊。

8.2.7 环境消毒

及时、有效，措施严格，避免盲目性。过氧乙酸、含氯溶液均有效。能进行无害化处理时不必消毒。

仅出现动物禽流感时：对禽舍及周围环境进行终末消毒，对划定的动物疫区内病、死禽可能污染的物品、饮水、物体表面进行消毒。

出现人禽流感时：加强对人感染禽流感疫点、疫区现场消毒指导、效果评价。对病人排泄物、生活过的场所、接触物品、可能污染的其他物品进行消毒。病人诊疗过程中可能的污染，应按肠道和呼吸道传染病要求进行消毒。

8.2.8 流行病学调查

发生禽流感流行后，应即对病人逐例进行流行病学调查。调查内容包括：患者一般情况（姓名、性别、年龄、职业、妊娠情况）、发病情况（日期、地点、就诊日期、住院日期、转归）、临床资料（发热程度、持续天数、畏寒、乏力、咳嗽、头痛、腰酸背痛、四肢酸痛、咽痛、鼻塞、流涕、喷嚏、结膜炎、胸闷、气促、呼吸困难、恶心、呕吐、腹痛、腹泻。并发症：肺炎、哮喘、血小板减少性紫癜、Reye综合征、流产、死胎。基础疾病：肺部、糖尿病、高血压、心脏病、肾病）、实验室检测（病毒分离、鉴定，血清抗体检查、病毒蛋白、核酸检查）、流行病学史（病前7天去过的地方、病前7天内禽、畜接触史、动物种类、数量、接触方式、接触密切程度、接触频率、接触地点、接触时间、动物患病、病死情况）、疫点环境卫生情况（住宅面积、开窗通风、使用空调，住宅周围农贸市场、畜禽养殖、动物种类）、传播途径（与病人同室、与病人近距离接触、与病人共用食具、茶具、毛巾等、接触动物分泌物、排泄物）、患者转归（痊愈、死亡、转院）。调查小结（诊断、传染源、传播途径、暴露因素、控制措施、需要进一步调查的内容、需要进一步采取的措施）。流感疫苗接种史，最后一次接种时间、接种部位、方式、地点，疫苗生产厂、批号。

8.2.9 疫苗

人用禽流感疫苗尚在研制中。

8.3 卫生部关于预防人感染禽流感的七大措施

8.3.1 养成健康生活方式。平时应加强体育锻炼，注意休息，避免过度劳累，不吸烟，勤洗手；注意个人卫生，打喷嚏或咳嗽时掩住口鼻。

8.3.2 保持室内清洁，使用可清洗的地垫，避免使用难以清洁的地毯，保持地面、天花板、家具及墙壁清洁，确保下水道通畅；保持室内空气流通，每天开窗换气2次、每次至少10分钟，或使用抽气扇保持空气流通；尽量少到空气不流通场所去。

8.3.3 注意饮食卫生，禽肉、蛋类要彻底煮熟，加工、保存食物要注意生、熟分开；养成良好卫生习惯，搞好厨房卫生，不生食禽肉和内脏，剖杀活（死）禽、畜及其制品后要彻底洗手。

8.3.4 发现禽类疫情时，应尽量避免与禽类接触；公众特别是儿童应避免密切接触家禽和野禽。

8.3.5 注意生活用具消毒处理。禽流感病毒100℃下1分钟即可灭活，对干燥、紫外线照射、汞、氯等常用消毒药都很敏感。

8.3.6 若有发热及呼吸道症状，应戴口罩，尽快就诊，并切记告诉医生发病前有无外出旅游、与禽类接触史。

8.3.7 患病后应在医生指导下治疗、用药，多休息、多饮水，注意个人卫生。

8.4 联合国6点行动计划

（1）通过提高兽医服务和宰杀、免疫及经济补偿，从禽、鸟这个源头上控制病毒的传播；（2）加强早期检测、快速反应、疫情监测能力；（3）快速隔离受感染的动物和人类禽流感病例；（4）制定国家应对计划并进行检验；（5）将农业、医疗和金融等有关部门纳入国家应对计划；（6）确保疫情信息，特别是疫情危险程度方面的信息流通。

9 科学、理性面对人禽流感

以往人禽流感只在我国周边发生，2005年我国出现人感染禽流感，说明以往只在禽、鸟中传播的疾病，已演变为人间疫情，成为重要的公共卫生事件。

自然界（包括动物界）的病毒非常多，并非禽流感病毒一种，这些病毒常会影响人类，如2003年的SARS病毒。疾病，特别是病毒性疾病，在人群中的发生是自然的，既不必恐惧、也不能掉以轻心，疾病预防控制工作者的任务是如何遏制其蔓延。这就需要我们长期、细致、认真的工作，应对各种可能情况。只要这样做，即使在几个月或者数年以后出现人类疫情的苗头，人们也会应对从容。面对人感染禽流感疫情，我们应积极行动起来，坚持科学态度，理性应对，将疫情控制在最小范围内。

以科学精神和理性态度应对禽流感，要确保疫情信息公开透明，使公众和国际社会及时掌握和了解。目前，我国已建立了公开透明的疫情通报制度。这一制度对公众、对国际都是透明、公开的。因此，2005年的禽流感疫情并没有引起公众的恐慌。

科学精神和理性态度还应体现在具体的防控策略、措施上。禽流感和人感染禽流感疫情发生后，各级政府高度重视，采取了一系列果断、有效的措施，如大规模扑杀禽流感疫区的禽类、严格隔离措施、禽类普遍接种疫苗、积极抢救人禽流感患者和控制疫情，对与患者密切接触者进行搜索和医学观察等，因此未出现疫情扩大，整个疫情都处在可控制范围。

坚持科学精神和理性态度，要求做到科学有序管理。禽流感疫情在可控范围的事实表明，我国政府采取的系统性防控措施是有效的。去年我国16个省、市、自治区的一些乡村发生局部的禽流感疫情以来，各级政府已建立、健全防控禽流感的领导体制，国务院组成了防控禽流感的总指挥部，各级、各有关部门建立了联防、联控机制，林业部门监测野生鸟类、农业部门管家禽、卫生部门管人，各方及时交换信息、分析疫情，并成立工作组，组织专家研究、咨询。科学有序的指挥和管理是我们战胜禽流感疫情的重要保证。

防控禽流感必须依靠科学研究。国家已将禽流感的科学研究纳入国家规划，集中优势兵力、联合攻关，重点研究禽流感的致病机制、禽流感病毒跨种属传播、变异及分子流行病学、动物卫生监督体系、候鸟迁徙的监控、候鸟活动规律及候鸟携带病毒向家禽传播的规律、快速检测、新型禽用禽流感疫苗、检测技术、消毒药物、人用药物和疫苗等方面，探索人类对抗禽流感病毒的有效手段。我国已研制出有效预防禽类流感的疫苗，对家禽进行大面积预防接种。人禽流感疫苗也已经进入临床研究。但目前禽流感病毒仍比较稳定、难以捉摸，在短时间内也难以消灭。做好人和禽类的防疫措施是必要的，尚无一劳永逸的解决方法，应从长计议，作为一项长期工作来做。只要H_5N_1亚型病毒持续在禽、畜中传播，人类感染的机会就将继续存在，因此要做好抗击禽流感的长期准备。

面对禽流感的新挑战，需"三管齐下"：一要依靠科技、依靠管理；二要加强病原微生物学的基础研究和国际合作；三要提高公众对禽流感防治知识的知晓率。

参考文献

1 乌正赉.人禽流感疾病预防控制人员培训指南[M].北京：人民卫生出版社，2004.76-94.

2 卫生部.人禽流感诊疗方案（2005修订版）[S].

3　The Writing Committee of the World Health Organization (WHO) Consultation on Human Influenza A/H₅[J]. N Engl J Med, 2005, 353：1374-1385.

4　Nicholson KG, Wood JM, Zambon M. Influenza[J].Lancet, 2003, 362：1734-1745

5　Osterholm MT. Preparing for the next pandemic[J].N Engl J Med, 2005, 352：1839-1842.

6　Belshe RB.Origins of pandemic influenza－Lessons from the 1 918 virus[J].N Engl J Med, 2005, 353：2209-2211.

7　Fleming D. Influenza pandemics and avian flu[J]. Br Med J, 2005, 331：1066-1069

8　Brown H.Nations set out a global plan for influenza action[J].Lancet, 2005, 366：1684-1685.

9　Moscona A. Oseltamivir resistance－Disabling our influenza defenses[J].N Engl J Med, 2005, 353：2633-2636.

10　Avian influenza infection in humans[EB/OL].http：//www/cdc/gov/flu/avian/gen-info/avian-flu-humans.html, 2005-10-12/2006-02-07.

11　Transmission of influenza A Viruses between animals and people[EB/OL].http：//www/cdc/gov/ flu/avian/gen-info /transmission.html, 2005-10-12/2006-02-07.

试题

1.影响禽流感病毒致病性的因素有（　　）
　A.毒株的亚型　　　　　　B.家禽种类和品种
　C.家禽的营养、健康状况　D.家禽体内的酶类

2.禽流感的病例分类有（　　）
　A.医学观察病例　　B.疑似病例
　C.临床诊断病例　　D.确诊病例

3.禽流感治疗的基础是（　　）
　A.吸氧　　　　　　B.机械通气
　C.支持性治疗　　　D.药物治疗

4.禽流感的中医药治疗包括（　　）
　A.清热　　　　　　B.解毒
　C.化湿　　　　　　D.扶正祛邪

5.＿＿＿＿和＿＿＿＿是人感染禽流感的主要方式和途径。

6.＿＿＿＿属于禽流感治疗时的经验性治疗。

7.禽流感的对症治疗包括：＿＿＿、＿＿＿、＿＿＿、＿＿＿，儿童忌用＿＿＿。

8.名词解释：禽流感

9.简述联合国预防禽流感的6点行动计划是什么？

霍乱

Cholera

阚飙（中国疾病预防控制中心传染病预防控制所，北京，102206）

KAN Biao

阚飙（1969—），男，山东临沭人，研究员，中国疾病预防控制中心传染病预防控制所腹泻病室主任，卫生部腹泻病防治专家咨询委员会委员，中国微生物学会毒素专业委员会委员，北京微生物学会第八届理事，北京市重大传染性疾病和突发公共卫生事件专家委员会委员。

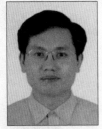

概述

霍乱是一种由感染霍乱弧菌而引起的烈性肠道传染病，通过饮食途径传染，起病急，其典型症状是严重的水样腹泻，从而导致感染者脱水、血容量减少性休克、酸中毒，不及时或不正确治疗容易导致死亡。病死率可达到20%～50%，重症病人可达75%以上。该疾病流行的特点是：传播快，短时间内引起人群暴发，波及面广，甚至可以跨越洲界播散。历史上霍乱曾引起七次世界性的大流行，因此《国际卫生检疫条例》中将其列为国际检疫传染病，在我国《传染病防治法》中被列为甲类报告传染病。

1 病原学

最早认识到霍乱病原体是在1854年，意大利医生Pacini在因霍乱而死亡的病人小肠中发现有很多弯曲的细菌，并称之为霍乱弧菌。霍乱弧菌为革兰氏染色阴性细菌，显微镜下观察呈弧状或短杆状，一端有一根鞭毛，具有很强的运动性。O_1群霍乱弧菌细胞外无荚膜，而O_{139}群霍乱弧菌含有一层较薄的荚膜结构。在实验室培养中，霍乱弧菌属兼性厌氧菌，对营养要求也简单，繁殖迅速，偏碱条件可促进生长。因此在从标本中筛选霍乱弧菌时，为抑制其它细菌的生长，增菌和选择培养基的pH值一般为8.4～8.6。

1.1 血清分型

根据霍乱弧菌细胞表面脂多糖抗原（O抗原）的不同，目前已被分成200多个不同的血清群。但并不是所有的霍乱弧菌都是对人致病的。目前发现引起暴发流行的霍乱菌株都属于O_1群和O_{139}群，另外也不是这些群中的所有霍乱弧菌都是致病菌，其中能够产生霍乱毒素的菌株才引起典型的霍乱感染症状。根据某些生化特征和噬菌体敏感性，O_1群菌株又分为古典生物型和埃尔托（El Tor）生物型。第六次霍乱世界大流行由古典型菌株引起，而起于1961年并延续至今的第七次大流行由El Tor型菌株引起。两者在霍乱毒素分子上没有差别。

根据菌体抗原上更细致的一些差别，主要是根据细菌所含A、B、C因子的不同，O_1群菌株又进一步分成小川（含A、B及少量C因子）、稻叶（含A、C因子）和彦岛（含A、B、C因子）血清型，其中彦岛型很少分离到。

O_{139}群霍乱弧菌是近来引起霍乱流行的新菌群，1992年末出现于孟加拉和印度，因不与当时已有的138个群的血清凝集，因此命名为O_{139}群霍乱弧菌，而在这之前能够明确病原的霍乱流行均由O_1群引起。世界卫生组织已将O_{139}霍乱列为新发传染病，与O_1霍乱同样对待。

1.2 噬菌体-生物分型

我国在霍乱防治研究中，根据噬菌体-生物分型方案，对分离的O_1群El Tor型霍乱菌株区分为流行株与非流行株。该方案利用五个分型噬菌体对检测菌株的裂解性的不同、以及生物分型试验中的菌株溶原性检测、对溶原噬菌体的敏感性、山梨醇发酵试验和溶血试验来区分，发现来自霍乱流行期间或散发的霍乱病人的菌株聚集在噬菌体型1～6以及生物分型a～f，这些菌株均能产生霍乱毒素。不产毒的E_1 Tor菌株则在这个范围之外。因此流行株是具有引起霍乱流行潜力的菌株。这一区分在实际霍乱控制工作中发挥了重要作用，并作为一个重要的菌株分型方法，用于暴发解释、预测和流行病学监测与霍乱防控中。

1.3 霍乱弧菌的分子分型

病原菌的分子分型是指根据细菌核酸序列或其他生物大分子是否有差别、判断不同分离株之间是否相同。对不同分离菌株的分子分型，在流行病学调查中识别暴发、确定传染来源、确定流行范围、确定传播链、发现特殊的菌株等方面具有重要的作用，是暴发流行调查中的有效分析手段。

对霍乱弧菌菌株的分子分型，常用的技术包括脉冲场凝胶电泳（PFGE）、限制性片段长度多态性（RFLP）（如基于细菌16s rRNA基因探针杂交的核糖体分型）、扩增片段长度多态性（AFLP）等，这些技术均是通过特定的限制性内切酶对染色体DNA序列的识别、通过产生多个不同片段的形式建立细菌DNA指纹图谱，其中序列的变异会造成图谱中一个或一些条带的变化，从而判断菌株间是否存在差异。目前在国际上基于PFGE的标准化操作程序已经建立，在我国也开始建立这个监测网络并用于监测。

1.4 毒力因素和致病机理

霍乱弧菌的致病主要通过在小肠内定居繁殖和分泌霍乱毒素。霍乱弧菌最主要的毒力因子是霍乱毒素和毒素共调菌毛，后者发挥在小肠内的黏附作用。其他相关的毒力因子包括溶血素、神经氨酸酶、脂多糖以及其他一些与细菌定居有关的因子。霍乱弧菌在经饮食进入人体后，如果能抵抗胃酸的杀灭作用（而食品往往能在一定程度上中和胃酸），则可进入小肠，在小肠粘膜定居，并分泌霍乱毒素和繁殖，引起严重的霍乱特征性的水样腹泻。霍乱毒素具有典型的A-B亚单位结构，B亚单位与肠粘膜上皮细胞GM$_1$受体结合后，促使毒素A亚单位进入小肠上皮细胞内，A亚单位激活细胞内的腺苷酸环化酶，使环磷酸腺苷（cAMP）含量升高，致肠液分泌功能增强，由组织向肠腔分泌液量增多，离子交换紊乱，肠内水、电解质丢失，造成霍乱症状。

需注意的是有时会出现由不产生霍乱毒素的霍乱弧菌导致的腹泻病例，甚至有造成暴发的报道，其致病机制还不明确。

1.5 毒力基因的水平转移

近年研究发现霍乱毒素基因是霍乱弧菌的一种称为CTXΦ的噬菌体基因组中的一个基因，CTXΦ为溶原性噬菌体，携带霍乱毒素基因稳定地存在于霍乱弧菌的染色体上。实验发现这种噬菌体在适宜的条件下，可从产毒菌株的菌细胞中游离出来，在偶然的接触机会下感染转移进入某些特定的不产毒霍乱弧菌细胞内，并稳定存在于后者中，这种感染的前提条件是被感染的菌株具有毒素共调菌毛、以及染色体上具有CTXΦ的特异

整合位点序列。通过这种感染，可造成毒素基因在产毒菌株与非产毒菌株之间转移，这是霍乱新病原产生的重要机制之一，对于理解其他新的病原体产生的机制也具有重要的参考意义。在国内的一些不带霍乱毒素基因的菌株中，还发现了不携带ctx*AB*基因的CTXΦ基因组nct-CTXΦ（国际上报道也称作pre-CTXΦ），这在霍乱毒素基因的真正来源上又提出了新的问题。

2 临床表现和体征

感染霍乱起病多突然，出现量较大的水样腹泻，也可有些前兆性的症状如食欲减退、腹部不适和轻微腹泻。霍乱病人常出现呕吐，重症病人由于腹泻严重，会因迅速脱水导致心动过速、血压过低，严重脱水时致酸中毒、循环衰竭而致死亡。

根据病程发展，临床上可大致分成以下几个阶段。

2.1 潜伏期

绝大多数为1～2日，可短至数小时或长达5～6日。

2.2 前驱期

大多数病例起病急，仅少数患者起病较缓，于发病前1～2日可有头昏、疲倦、腹胀和轻度腹泻等前驱症状。

2.3 泻吐期

起病突然，多以剧烈腹泻开始，继以呕吐，少数先吐后泻，大多无腹痛和里急后重，个别可有阵发性绞痛。每日大便自数次至十数次或更多。大便性状初为稀便，后即为水样便，以黄水样或清水样为多见，少数为米泔样或洗肉水样（血性）。大便镜检无脓细胞。少数患者有恶心。呕吐呈喷射状，呕吐物初为食物残渣，继为水样，与大便性状相仿。一般无发热，少数可有低热。儿童发热较成人多见。此期可持续数小时至2～3日不等。

2.4 脱水虚脱期

由于严重泻吐引起水及电解质丧失，可产生以下临床表现。

2.4.1 一般表现：神态不安，表情恐慌或淡漠，眼窝深陷，声音嘶哑，口渴，唇舌极干，皮肤皱缩、湿冷且弹性消失，指纹皱瘪，腹下陷呈舟状，体表温度下降。

2.4.2 循环衰竭：由于中度或重度脱水，导致循环衰竭。患者极度软弱无力，神志不清，血压下降，脉搏细弱而速，心音弱且心率快，严重患者脉搏消失，血压不能测出，呼吸浅促，皮肤口唇黏膜发绀。血液检查可有红细胞、血红蛋白、血浆蛋白及血浆比重等的增高，血液黏稠度增加，少尿或无尿，尿比重增高（1.020以上）。经液体疗法纠正脱水及循环衰竭后，尿量恢复正常，血液中尿素氮（或非蛋白氮）、肌酐即可下降。

2.4.3 电解质平衡紊乱及代谢性酸中毒：严重泻吐丢失大量水分及电解质后，可产生血液电解质的严重丧失。脱水性质属等渗性。患者体内缺钠缺钾严重。缺钠可引起肌肉痉挛（以腓肠肌及腹直肌最常见）、低血压、脉压小、脉搏微弱。缺钾可引起低钾综合征，表现为全身肌肉张力减低，甚至肌肉麻痹，肌腱反射消失，鼓肠，心动过速，心音减弱，心律不齐，心电图异常，还可引起肾脏损害。由于碳酸氢根离子的大量丧失，产生代谢性酸中毒，尿少及循环衰竭又可使酸中毒加重。严重酸中毒时可出现神志不清，呼吸深长，血压下降。

2.5 反应期及恢复期

脱水纠正后，大多数病人症状消失，逐渐恢复正常，病程平均3～7日，少数可长达10日以上（多为老年患者或有严重合并症者）。部分患者可出现发热性反应，以儿童为多，可能是由于循环改善后大量肠毒素吸收所致。体温可升高至38℃～39℃，一般持续1～3日后自行消退。少数严重休克患者，可并发急性肾功能衰竭。

3 霍乱的诊断和治疗原则

3.1 诊断依据

霍乱的诊断原则，要依据患者的流行病学史、临床表现及实验室检查结果进行综合判断。诊断依据要根据患者的流行病学史、临床表现和实验室的检测。其中流行病学史是指生活在霍乱流行区或5天内到过霍乱流行区或发病前5天内有饮用生水或进食海（水）产品或不洁食物、饮料等饮食史；另外包括与霍乱病人或带菌者有密切接触史或共同暴露史。

3.2 临床分型

霍乱的临床分型对明确诊断、监测暴发流行、分析菌株致病性及预测预警方面都发挥作用。临床分型包括以下几种。

3.2.1 轻型：仅有腹泻症状，极少伴呕吐，大便一天少于10次，大便性状为软便、稀便或黄水样便，个别患者粪便带粘液或血，皮肤弹性正常或略差，大多数患者能照常进食及起床活动，脉搏、血压、尿量均正常。

3.2.2 中型：腹泻次数一日10～20次，精神表现淡漠，有音哑，皮肤干而缺乏弹性，眼窝下陷，有肌肉痉挛，脉搏细速，血压（收缩压）儿童<9.33 kPa（70 mmHg），成人12～9.33 kPa（90～70 mmHg），尿量每日<400 ml，脱水程度相当体重儿童为5%～10%，成人为4%～8%。

3.2.3 重型：腹泻次数一日20次以上，极度烦躁甚至昏迷，皮肤弹性消失，眼窝深凹，明显发绀，严重肌肉痉挛，脉搏微弱而速，甚至无脉，血压（收缩压）儿童<6.67 kPa（50 mmHg），成人<9.33 kPa（70 mmHg）或测不到等循环衰竭的表现，尿量每日<50 ml或无尿，脱水程度儿童相当于体重10%以上，成人8%以上。

3.2.4 中毒型（干性霍乱）：为一较罕见类型，起病后迅速进入休克状态，无泻吐或泻吐较轻，无脱水或仅轻度脱水，但有严重中毒性循环衰竭。

感染产毒素霍乱弧菌的人多会发生特征性的水样腹泻，其中有一少部分患者发展成非常严重的症状。一些研究表明，在不治疗或医疗很差的条件下，典型霍乱病人的病死率可达到20%～50%（重症病人达70%～100%）。对于感染古典型菌株者，有约11%的人出现很严重的症状，而在E$_1$ Tor型菌株感染者中约为2%；大约有15%的古典型菌株感染者和5%的E$_1$ Tor型菌株感染者出现中度临床症状，另外大约59%的古典型菌株感染者和75%的E$_1$ Tor型菌株感染者不表现出临床症状，而这些人是更有威胁的传染源。

3.3 治疗原则

霍乱病人、尤其中重型病人体内水分和电解质丢失严重，治疗原则是预防脱水、治疗脱水、纠正电解质紊乱、合理使用抗菌药物。

病人应根据病情轻重立即给以补液。中、重型脱水病人立即用静脉快速输液抢救，待脱水纠正、呕吐停止后即可改用口服补液。轻型脱水病人以口服补液为主，少用或不用静脉补液。推广使用口服补液盐（ORS），轻型病人可单用口服补液盐溶液纠正脱水。输液剂量和速度应视病情轻重、脱水程度、尿量、血压、脉搏、血浆比重等而定。

合理使用抗菌药物，是一项治疗霍乱病人的辅助措施。使用抗菌药物时应根据药物敏感实验选用敏感药物。休克或严重呕吐病人待脱水纠正和呕吐停止后立即给予口服抗菌药物，一般不使用抗菌药物静滴或肌注。常用抗生素包括喹诺酮类，如氟哌酸、环丙沙星等、黄连素、强力霉素、庆大霉素、四环素等，应按疗法规定全程足量服用。若有陪护人员，应同时服用。目前也有临床使用肠粘膜保护剂作为霍乱的辅助治疗，并显示有较好的疗效。

鼓励病人尽可能口服补液和饮水，早日进餐。但对重症病人，在极期需暂停进食，病情好转后也要先给流质饮食。婴儿腹泻期间应继续母乳喂养。

3.4 实验室检测

霍乱的确诊以分离到病原为原则，尤其是对于暴发的确认。在没有分离到病原的情况下，一些非培养的辅助检测试验可协助判断，并且有些检测操作简便或灵敏而快速，在病例和疫情的早期协助判断上能够发挥作用，尤其在应急处理中。但需要注意方法的适用范围，以对阳性和阴性结果作出合理的解释。

3.4.1 病原分离

进行病原分离的采集标本，对于病人包括粪便、呕吐物、肛拭子、粪便及呕吐物污染的物品等，进行溯源调查或环境污染评价时，采集的标本包括水体中的水、食品、病人接触的物品、食品加工处理涉及的物品、操作台、洗刷水、污水排放处及污水等。采集标本应规范操作、标本立即置于保存或运输培养基，大体积标本应尽快送至实验室。

所有标本首先接种于碱性蛋白胨水进行增菌，对食品和环境标本等，考虑二次增菌的需要。典型病人水样腹泻标本可同时接种选择性培养基。推荐标本接种培养基时同时接种强选择培养基（如对霍乱弧菌强选择性的庆大霉素平琼脂、对主要致病性弧菌选择性强的TCBS琼脂以及4号琼脂等）和弱选择培养基（碱性琼脂、碱性胆盐琼脂等）。长出的可疑菌落进行血清凝集和相应生化反应检测。

3.4.2 非培养检测

对现场使用的非培养检测方法，包括免疫胶体金检测、SPA协同凝集试验、免疫荧光菌球法、PCR检测等，可不经培养而在样品中直接检测，但需要注意方法检出的适用性，原则上要求高灵敏度，可以使用检出限与病人标本中菌浓度相符合的简易方法，但注意对结果的解释和对整个腹泻人群的参考判断。

3.4.3 菌株的进一步实验室分析

对确认为霍乱弧菌的菌株可进行以下实验分析：通过标准诊断血清的凝集试验（玻片凝集）进行鉴定和血清分群分型、O_1群菌株的生物分型实验、利用必要的生化实验进行鉴定和鉴别、药物敏感性实验、噬菌体－生物分型、霍乱毒素和毒素基因的检测（如GM_1－ELISA和PCR检测）。

外环境和食品中分离的菌株，必要时进行分子分型的分析，例如脉冲场凝胶电泳分析、核糖体分型（Ribotying）等，与来自病人的分离株作进一步分析，确定相似性，以从病原学上获得感染来源证据。在流行病学调查的始终、安排相应的标本采集和检测，进行实验室监测，与流行病学监测相结合分析感染来源和暴发流行的扩散。

4 流行病学

目前霍乱的流行主要出现在饮食卫生不能保障的地区，尤其是热带和温带地区。由于霍乱弧菌主要生存于环境水体，在四季分明的地区，霍乱的流行最常发生在夏秋季，传染源主要是污染霍乱弧菌的食物和水，病人和带菌者是造成后续病例的传播来源。人群对致病的霍乱弧菌普遍具有易感性。

4.1 霍乱的世界大流行

从历史上看，霍乱作为一种传染病的最明显特征就是突然的暴发（甚至多个地区同时暴发）以及其可跨地区和年份引起全球性的大流行。目前还没有发现明确的记载证明十九世纪以前是否有过霍乱大流行，从1817年开始有了明确的记载。一般认为从十九世纪早期（1817年），霍乱弧菌引起了七次世界性的大流行，且每次均从亚洲开始，并扩散到其他大陆并延续多年。除目前的第七次大流行源自印度尼西亚的苏拉威西岛外，其他六次均起自印度次大陆。

霍乱的第七次大流行起自1961年，而且现在仍处在第七次大流行中，与第六的明显区别是此次大流行由 O_1 群El Tor型菌株引起，实验显示这类菌株比古典型菌株在外界环境中有更强的存活力。此次流行从印度尼西亚开始，扩散到东南亚，至1969年整个亚洲大陆被波及；在七十年代早期，霍乱流行到达西非亚撒哈拉地区，因为人群中以前没有免疫力，造成400 000病例和很高的死亡率。然后进一步沿海岸线及河流传播到非洲内陆。1991年第七次大流行到达南美洲，在秘鲁引起暴发流行，因此在一个多世纪后，霍乱重又回到美洲。霍乱沿南美洲的太平洋海岸逐步扩散到南美其他地区和中美洲，泛美卫生组织估计1991～1992年间这些地区发生750 000例病人，其中6 500例死亡。1995年至现在，全球病例报告在12万～29.3万之间。病例分布以非洲最多，其次是亚洲和拉丁美洲。

1992年末，印度Madras等地以及孟加拉国南部报告发生霍乱流行，后证实为一种新的血清群——O_{139}群霍乱弧菌，在东南亚地区报告了多起 O_{139} 群菌株引起的流行，并在印度和孟加拉与El Tor菌株引起的流行共存。目前 O_{139} 群霍乱弧菌引起的流行还局限在亚洲。

4.2 霍乱在我国的流行

随着第七次世界霍乱大流行的开始，El Tor霍乱在我国于1961年6、7月骤然出现于广东省西部沿海，并迅速扩展。从我国四十年霍乱流行看，有三次较大流行，第一次流行大致为1961～1963年间，1962年报告病例达25 000例，流行菌株以小川血清型为主；第二次流行大致在1978～1989年，高峰年（1980、1981年）每年报告病例均超过38 000例，以稻叶型菌株为主；第三次流行始于1993年～2000年，减低至较少，以小川型菌株为主。目前报告的霍乱多为小范围的暴发流行及散发，多数暴发为卫生条件差的聚餐引起。1990年以来我国在霍乱流行中一年内有病例报告的省份数最多达27个。应值得关注的是疫情虽有升降，霍乱在我国迄今并无停息迹象，并且也仍然存在引起流行的因素。

我国在1993年于新疆突然出现 O_{139} 霍乱暴发，出现200多例病人。近些年我国报告 O_{139} 霍乱的病例数和省份数在缓慢上升，主要分布在东南沿海地区，另外内地的聚餐暴发也时有发生。虽然还没有象 El Tor霍乱的流行那么严重，但必须保持对其流行的警惕。

4.3 霍乱的流行与环境水体中霍乱弧菌消长的关系

霍乱弧菌生存与环境水体中，尤其在江河入海口处。近来发现霍乱的发生与产毒的霍乱弧菌在环境中的存在有密切关系，环境水中霍乱弧菌增多时，霍乱病例数也增加。气候因素是影响霍乱弧菌在环境中增殖的一个重要因素，研究观察到海水表面温度升高与水中霍乱弧菌增多有关联。浮游动植物是霍乱弧菌在外界生存的依附，浮游动植物的密度增高也是霍乱弧菌增殖的一个因素。另外，监测研究发现环境中能够杀霍乱弧菌的噬菌体的增殖变化与环境中霍乱弧菌数和病例数具有相反的关联。

在孟加拉达卡的研究发现在霍乱流行季节中，霍乱弧菌及其烈性噬菌体流行情况的变化非常快，并且在同一个时间段内，二者浓度变化的趋势是相反的。霍乱流行的高峰紧跟在环境中霍乱弧菌高度流行之后，而当流行高峰结束的时候，环境中有高水平的能够杀灭霍乱弧菌的噬菌体。环境中出现噬菌体高峰的过程，与霍乱患者粪便中排出相同的噬菌体逐渐增多的情况相一致，在流行初期最低，在流行末期最高。

研究者的实验结果提示了一种可能的霍乱流行病学模式：环境的季节性变化（如温度升高或者其它生物因素）导致了非致病性和致病性弧菌在当地水体内的增殖，并通过饮食方式感染人群、逐渐引起流行。大量经过病人体内增殖的致病性菌株进一步污染更大的环境。与此同时，由环境中裂解这种致病菌株而产生的噬菌体开始在外环境中的致病性霍乱弧菌中增殖并裂解这些细菌，导致环境中这类菌株减少，由此也造成人群感染病例减少。这一模型可能能够解释孟加拉霍乱季节性流行的自限性本质。这一结果也提示在霍乱流行期间，监测环境中的致病性霍乱弧菌以及能裂解这类菌株的噬菌体的消长，对疫情分析和预测能够发挥作用。

5 霍乱的预防控制

由于霍乱起病急，不但病人个体症状发展快，在人群中其传播也容易发展快而广。鉴于发生霍乱病例将给人群所带来的威胁，霍乱防治必须强调预防为主的方针，加强监测。

5.1 坚持预防为主、标本兼治、综合治理的原则。治本措施中，通过健康宣传教育、不断强化群众的卫生防病意识，以充分体现预防为主的策略；在政府的统一领导和各有关部门的密切配合下，逐步开展改水、管粪、垃圾污物的无害化处理等卫生工程建设，以改善群众饮用水卫生和环境卫生。

5.2 加强对食品卫生的监督管理，尤其是集市、集体食堂、宾馆饭店、饮食摊点等的卫生监督和管理，尽可能避免集体性饮食出现卫生问题。

5.3 积极开展霍乱疫情监测报告，掌握疫情动向，同时开展食品、环境水等易传播霍乱因素和环节的主动监测工作，以尽早发现可能的暴发流行。

5.4 建立健全腹泻病专科门诊。在夏秋季节由各地卫生行政机构督导医疗机构建立肠道门诊，并通过卫生防疫机构培训、督促肠道门诊的工作开展，使对霍乱发生病例做到"五早一就"，即早发现、早诊断、早隔离、早治疗、早报告和就地处理。

5.5 加强流动人口的卫生管理，这个群体的卫生管理成为疾病控制新的挑战。通过对流动人口集聚地的卫生宣教以及卫生管理措施，改善卫生条件，尤其是饮食卫生方面。

5.6 强化与完善国家人员出入境卫生检验、进出口商品检验检疫规范与措施，防止霍乱的传入。

5.7 强调疫区、疫点的消毒隔离，对疫点强调发现早、范围小、措施严、落在实处的"早、小、严、实"的处理原则；强调对病人的正确、及时的治疗，宣传推广口服补液疗法，合理使用静脉输液，避免滥用抗生素。

5.8 应对突发霍乱暴发疫情，政府积极组织协调，各部门密切配合，各尽其能，保障各项应急防疫措施的落实。

参考文献

1 魏承毓，丁静秋.霍乱防治手册[M].第五版.北京：卫生部疾病控制司，1999.

2 邵一鸣.常见新发传染病防治手册[M].杭州：浙江大学出版社，2005.

3 Waldor MK, Mekalanos JJ. Lysogenic conversion by a filaemtous phage encoding cholera toxin[J].Science,1996, 272：1910-1914.

4 Faruque SM, Islam MJ, Ahmad QS, et al.Self-limiting nature of seasonal cholera epidemics：Role of host-me diated amplification of phage[J].Proc Natl Acad Sci USA, 2005，102：6119-6124.

试题

1.霍乱的临床分型包括（   ）

　A.轻型　　　　　　　　B.中型

　C.重型　　　　　　　　D.中毒性

2.霍乱的诊断原则，要依据患者的_____、_____及_____进行综合判断。

3.根据病程发展，霍乱在临床上可大致分成_____、_____、_____、_____几个阶段。

4.霍乱病人，尤其中重型病人体内水分和电解质丢失严重，治疗原则是_____。

5.预防霍乱的原则是_____。

6.简述霍乱在脱水虚脱期的临床表现。

鼠疫

Plague

俞东征（中国疾病预防控制中心传染病预防控制所人兽共患病室，北京，102206）

YU Dong-zheng

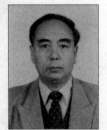

俞东征（1944—），男，浙江宁波人，主要从事鼠疫，炭疽等疾病的紧急疫情处理，动物流行病学以及细菌学方面的研究工作，任中国疾病预防控制中心传染病预防控制所人兽共患病室主任，研究员，卫生部自然疫源性疾病专家咨询委员会主任。

1 鼠疫是什么样的疾病

鼠疫是一种自然疫源性疾病，通俗而言，自然疫源性疾病原本并非人类的疾病。鼠疫的病原微生物——鼠疫耶尔森菌依靠蚤类，在啮齿动物间辗转传播。在没有人类活动的地方，这种疾病依然存在；而如果人类进入这些地区，介入了动物间的疾病循环，就会感染鼠疫。

作为一种人兽共患传染病，鼠疫感染人类已经有了较为久远的历史。与大多数这类疾病不同，鼠疫感染人类后不仅能够造成人类的疾病和死亡，而且还能在人类中继续传播。这种传播极为迅速，因而在历史上，鼠疫曾造成过三次世界性的大流行，特别是号称"黑死病"的第二次世界大流行，给人类留下了异常惨痛的记忆。

人类并不适合保存鼠疫。每一次人类的鼠疫流行停止后，其病原微生物在人类中便不再继续存在，而每一次新的流行，都是从啮齿动物中的疾病重新开始。也不是所有的啮齿动物都适合保存鼠疫，那些能够保证鼠疫持续不断存在的啮齿动物，叫作主要储存宿主，而在它们之间传播鼠疫的蚤类，就叫作主要媒介。

作为主要储存宿主必须要具备一定的条件。它们感染鼠疫后，必须在较长的时间之内，形成高水平的菌血症；必须对鼠疫有一定程度的耐受性；必须有较多的数量；还必须分布在广大的面积上，而且分布不均衡。只有具备这种特征的动物，才可能输出大量的病原微生物，在鼠疫流行时不至于造成整个种群的灭绝，也才可能不断有新的易感个体使流行延续下去。

作为主要媒介也必须具备一定的条件。它们必须是主要储存宿主的主要寄生蚤；必须具有合适的吸血习性；不仅能够感染鼠疫，还必须具有实际的传播效能。具备这样特征的蚤类，才可能在主要储存宿主间传播鼠疫，以维持自然疫源地的存在；或将疾病扩大到接近人类的啮齿动物种群，最终将疾病传播到人类。

宿主和媒介必须依靠一定的自然条件才能存在，因而鼠疫必定具有地方性。鼠疫的病原微生物，其宿主和媒介，以及维持它们生存的自然条件，共同构成了鼠疫的自然疫源地[1]。

经过半个多世纪的努力，已经确定在我国存在着11种不同类型的鼠疫疫源地，明确了这些疫源地中的主要储存宿主、主要媒介和鼠疫在动物中的流行规律。同时发现人类感染鼠疫有两种主要方式：在甘肃、新疆、青海、西藏等以旱獭为主要储存宿主的地区，人类主要以狩猎等主动接触疫源动物的方式感染鼠疫，而在其他地区，则以遭到染疫的蚤类叮咬为主要感染方式。在我国，根据对鼠疫疫源地的认识制定了因地制宜的鼠疫预防与控制措施[2]。

我国已经建立了全国范围的鼠疫监测网络，在一定程度上可以早期发现鼠疫在动物中的活动。在我国，目前存在着活跃的动物间鼠疫流行的地区主要有：内蒙古，河北的西北地区，宁夏，甘肃，新疆，青海，西藏，云南直到与广西和贵州交界的地区。

我国是世界上鼠疫自然疫源地面积最大，最为复杂，也是鼠疫在自然界活动最为活跃的地区。正由于对鼠疫自然疫源地的认识，对动物间鼠疫的监测，以及正确的控制措施，我国的人间鼠疫现已控制在较低水平。

2 鼠疫为什么仍然是"一号病"

自从链霉素问世，"黑死病"便永远成为历史，鼠疫不再是不治之症。然而，鼠疫仍然是一种能够迅速导致死亡，并可以迅速传播的疾病，无论是在世界检疫疾病的名单上还是在我国的传染病防治法中，鼠疫都仍然名列第一位。鼠疫的这种危险性，由鼠疫菌本身的性质所决定，而其中起主要作用的，是鼠疫菌的3个质粒和一个毒力岛。

鼠疫菌最初进入人体的时候，首先会遇到非特异性免疫机制，特别是白细胞的抵抗。鼠疫菌被吞入白细胞后，其中等大小的一个质粒开始发挥作用，使鼠疫菌立即停止分裂，同时产生一些具有细胞毒性的外膜蛋白。这一质粒作用的结果，不但能使鼠疫菌在吞噬细胞内活下来，还能杀死吞噬细胞，让鼠疫菌从细胞内逃脱出来。

当鼠疫菌重新回到血流的时候，它最大的一个质粒，能够大量合成一种蛋白质，就是鼠疫菌最主要的抗原成分F1抗原，附着在细菌外膜的表面形成"封套"。封套阻止了鼠疫菌再被吞噬，从而得以高速繁殖，并能大量地消耗补体中的C3成份，极大地削弱了体液免疫的作用。这个大质粒还产生一种毒素，它只在鼠疫菌死亡崩解时才释放出来。其作用主要是造成心肌等高度依赖能量供应的组织坏死。

鼠疫菌最小的一个质粒产生一种很独特的致病机理，其中pla基因产生一种酶。在28℃以下，是一种血浆凝固酶，可以促进在蚤类体内形成菌栓；而在37℃，同一种蛋白质却具有胞浆素元活化因子的作用，能使已经形成的血栓解体。这样，就促进了感染的扩散，使鼠疫菌更容易达到如淋巴结、肝脏和脾脏等适合于鼠疫菌生长的环境。

无论人或其他哺乳动物的机体中，铁元素都是极端宝贵的。鼠疫菌以一种独特的方式夺取铁元素。在它的染色体上有一个相对独立的段落，称为毒力岛，其中一部分基因的产物把大量的血红素吸附在细菌的表面，另一部分把血红素分子中的铁转运到鼠疫菌细胞内。这种能力使鼠疫菌在铁元素非常紧缺的宿主机体内，同样可以高速增长。

鼠疫的危险性还不仅如此，人感染了鼠疫后如果得不到及时救治，鼠疫菌迟早会突破深藏在身体内部的病灶，重新进入血液，那就是败血症鼠疫。当鼠疫菌流经肺脏时，会引起肺炎，即为继发性肺鼠疫。

继发性肺鼠疫的形成对鼠疫在人间的流行有特殊的意义，通过病人咳嗽时喷出的飞沫，极为大量的鼠疫菌被播散到空气中。吸入这种空气的人，可以直接产生原发性肺鼠疫。由于喷出的鼠疫细菌数量巨大，感染最严重的时候，发病后数小时便可能导致死亡。因而，即使在现代卫生条件下，鼠疫仍有可能造成大规模的流行，这是它受到重视的原因。

3 鼠疫从何而来

鼠疫菌的全基因组序列已经测定，基因组反映着鼠疫菌的进化历史，这回答了第一个"鼠疫从何而来"的问题：鼠疫这种高度致病的细菌是由正常存在的，或危害不那么严重的肠道杆菌进化而来的。鼠疫菌最近的祖先，是啮齿动物假结核菌。鼠疫菌获得了大量外源基因和DNA片段，使它从一种基本上生活在自然环境中的细菌，转变成一种专性寄生的、引起全身性感染的细菌。正由于这种转变，使原来肠道菌中必须拥有的许多基因丧失了存在的必要性。在鼠疫菌中这些废用性基因或发生突变，或被可转位序列插入，成为假基因。

由于鼠疫菌所获得的，多数是随机形成的DNA片段，因而，随着这些基因，也获得了大量的非编码序列。外源性DNA带来了可转位的序列及其他的同源序列。这些序列不断转位及其间同源重组的结果，造成大段DNA的逆转和移位，而且，这种逆转移位等改变还可以多次发生。这种改变造成了非编码序列组成新基因的机会，也使鼠疫菌的基因组具备了高度流动的特征[3,4]。

鼠疫菌形成之后，这种进化仍在继续，而且是在不同类型的鼠疫自然疫源地中独立进行，在鼠疫菌的基因组中留下了各种不同的特征。分析这些特征，可以回答第二个"鼠疫从何而来"的问题：如果鼠疫病人出现在意想不到的地点，而且在被发现时已经死亡或进入昏迷状态，我们可以根据鼠疫菌的特征，判断病人受到感染的地点；而如果我国遭到敌对势力的生物袭击，我们也可以根据鼠疫菌的特点，发现这种袭击的来源。

在上一个世纪的70年代，我国已经根据甘油、麦芽糖和鼠李糖等酵解特征、产生亚硝酸盐的能力等十余种遗传表型特征，建立了鼠疫菌的生态分型系统，将鼠疫菌划分成17个生态型[5]。并且确定，各种生态型主要由细菌分布的地理区域决定。在分子生物学技术发展之后，又根据鼠疫菌的rRNA基因指纹图特征、脉冲场电泳图形特征、串联重复序列长度多态性、以及插入序列定位等特征，建立了鼠疫菌的基因分型系统。目前，正在对我国长期鼠疫控制中积累的鼠疫菌株进行分析，已经逐步接近了追踪鼠疫菌来源的目标[6]。

4 怎样发现突然发生的鼠疫病人

人类感染鼠疫，由于感染途径不同，或在病程的不同阶段，会出现不同的病型。常见的如以淋巴结肿大为特征的腺鼠疫，肺炎为特征的肺鼠疫，以及鼠疫败血症等。在这些病型中，除了腺鼠疫的淋巴结肿大具有特征性外，其余的临床表现都很容易与其他疾病相混淆。

腺鼠疫的淋巴结肿大具有4个明显的特征：（1）大：鼠疫的淋巴结能够迅速肿大到如鸡蛋般，这在急性发热性疾病中是少见的；（2）硬：鼠疫的淋巴结在急性期不但极大，而且触摸的感觉如石头般坚硬；（3）痛：鼠疫的淋巴结引起极度疼痛，病人常拒绝触摸，甚至因此诱发休克；（4）固定：鼠疫的淋巴结与皮下组织粘连十分紧密，触诊时无法像其他疾病增大的淋巴结一般在皮下滚动。这样的临床表现，可以作为鼠疫的特征。

然而，并不是所有的鼠疫病人都会出现上述典型的淋巴结肿大症状，在这种情况下，对鼠疫自然疫源地的了解和对动物间鼠疫的监测起着重要的提示作用。在自然流行，也就是没有受到人为的生物攻击的条件下，首例鼠疫病人必然在鼠疫的自然疫源地内受到感染。因此，在已知的鼠疫自然疫原地区，特别是已经发现动物间存在鼠疫流行的情况下，出现高热，重度中毒表现，病程进展迅速的病人，即使没有上述的淋巴结肿大症状，也应当首先考虑鼠疫诊断。在其他地区发生的鼠疫病人，在发病前10日内到达过鼠疫疫源地区，或接触过来自这些地区的可疑病人与可疑物品，都是重要的诊断线索。

然而，在特殊情况下，也可能造成病人在意想不到的地点出现，从而造成鼠疫的突发事件。可能造成这种事件的原因主要有：鼠疫病人旅行进入非鼠疫地区；受到敌对势力的生物攻击；自然条件变化造成鼠疫自然疫源地扩展进入素无鼠疫的地区；早期诊断失误造成鼠疫的人间传播。

在这种情况下，鼠疫的诊断可能失去了动物间疾病监测的支持，我们不得不将具有以下临床表现的病人列入疑似诊断的范围：高热、严重的内毒素中毒症状，病人在起病48小时内死亡或进入休克状态；高热、出现具有大、硬、痛、固定特征的淋巴结肿大；高热、肺部受累，剧咳，痰中带有鲜血；或者出现上一项情况，并发生确定的人与人之间的传播。

当然，有许多疾病都可能出现这些表现，因而，作为最初发现这样病人的医师，最重要的是应在治疗开始前采取标本以备实验室检验。所有怀疑鼠疫的病人，都必须采取血液标本。其他标本则根据病人的症状决定：淋巴结肿大者采取淋巴穿刺液；肺部受累者采取咽拭子或咳痰标本；出现脑膜刺激征时采取脑脊液。如果由于治疗原因，在疾病的急性期内未能做出诊断，则还需要采取恢复期血清。这些标本，应送往就近的鼠疫防治专业机构进行检验。

分离获得鼠疫菌，便可确定鼠疫诊断；检出鼠疫菌特异的核酸片段或抗原，则需要其他的旁证条件，以保证实验的可靠性；鼠疫菌特异的抗体4倍以上升高，也可以作为依据作出回顾诊断。

5 怎样应对突发的鼠疫

由于鼠疫特别危险的性质，当发现可疑为鼠疫的病人时，最先发现病人的医师就应当采取相应的措施，防止事态的扩大：如果病人发生在公共场所，应设法调整病人的位置，减少病人与周围人员接触的机会；应当将病人在适当地点隔离治疗，拒绝探视；而病人发病时所在场所的负责人、首诊医师、病人所在单位的负责人和病人的家属，应当尽一切可能了解从病人发病开始，与病人接触过的人员，并向调查人员报告。

鼠疫诊断一旦确定，所有的鼠疫病人都必须在隔离条件下进行治疗。应坚持就地、就近隔离的原则。避免远距离转移病人，特别注意避免将可能为鼠疫的病人收入同时收治其他病人的医院。如果在同一地区出现多数病人，也可以考虑利用事先腾空的医疗设施集中收治。

不仅鼠疫病人需要隔离治疗，肺鼠疫病人的接触者也需要在隔离的条件下进行医学观察。研究已经表明，肺鼠疫病人喷出的飞沫，在5 m之内有很强的感染能力，距离超过5 m时，感染能力迅速下降。因此，接触者应当包括自肺鼠疫病人发病开始到被隔离为止的全部时间内，曾经与病人同处一室，或接近到5m之内的所有人员。

由于接触者中有一部分实际没有受到感染，因此，不能将接触者与已经发病的鼠疫病人隔离在同一场所之内。在接触者中出现鼠疫发病时，立即对发病者单独隔离，或转入隔离治疗鼠疫病人的地点。应在接触者中实施预防投药。通常使用针对革兰氏阴性细菌的口服抗菌药物，密切接触者应作为已被感染看待，实施预防性链霉素注射。接触者中，不应使用鼠疫疫苗。

在发现鼠疫病人的地区，还可能有其他人员同时受到感染还没有发病，应当加强发生鼠疫地区的医学巡视，及时发现陆续发生的病人。在病人周围一定区域内，没有与病人明确接触的人群中，可以接种鼠疫疫苗防止进一步的传播[7]。

6 鼠疫病人的治疗原则

鼠疫是一种主要由于细菌在感染者机体内高速繁殖引起的疾病，因而抗菌治疗是鼠疫治疗中的重要组成部分，链霉素为首选的抗生素。在我国，大多数鼠疫病人的治疗使用常规治疗剂量的两倍，即首次2g，然后每6小时一次，每次0.5g。

链霉素有一定的毒性作用，最严重的是能够引起神经性耳聋，而且不可恢复。早年，由于可以使用的抗生素种类很少，医生一般认为救命比耳聋要紧。现在，就需要注意链霉素使用的时间不能过长，到了一定时候就需要更换。

更换抗生素需要弄清楚抗生素的药性。庆大霉素、卡那霉素都是和链霉素同族的抗生素，它们有不同的毒性，效果和链霉素相似。较新的丁胺卡那霉素效果比链霉素更好，毒性也较低，有可能从一开始就用来代替链霉素。但是，在链霉素已经不能使用的时候，就不应当再考虑使用同一类的抗生素。

氯霉素治疗鼠疫的效果很好，可以用于替代链霉素，但它可能引起无法治愈的再生障碍性贫血。由于这种致命的副作用发生的机会并不多，所以在过去的年代里也有一些医生特别推荐使用氯霉素。以往常用于治疗鼠疫的还有四环素族的如四环素和强力霉素，但这一类的抗生素属于抑菌药物，单独用于治疗效果不好。较新

发展的喹诺酮类，如环丙沙星，治疗鼠疫的效果很好，现在国外已经成为推荐使用的药物。

青霉素对鼠疫无效。

另一方面，鼠疫是一种非常凶险的疾病，能够导致内毒素休克，还能对我们的重要生命器官，特别是心脏和肝脏，产生严重的破坏作用。鼠疫菌释放的内毒素，会造成小动脉挛缩而毛细血管扩张，并引起弥漫性血管内凝血（DIC）；鼠疫菌产生的酶，还干扰我们身体里的凝血机制，造成凝血物质的大量消耗，造成广泛的全身性的出血。所以在鼠疫的治疗中，还需要特别重视维持机体正常状态，保护重要器官功能的支持疗法，才可能挽救病人的生命。

在鼠疫治疗中，保持通畅的静脉通路特别重要。鼠疫病人水份摄入通常减少，发热又导致水的损失增加，机体通常处于缺水状态；由于机体的代谢过程紊乱，会产生大量的酸性物质，引起机体的酸中毒；各种对生命过程至关重要的离子，如钾、镁、钙等，也会因摄入减少或排出改变而失去平衡。这些离子浓度失调，会带来危及生命的严重后果。因而，适当的输液，恢复水与电解质平衡，是重要的抢救措施。

保持静脉通路不仅只有补充液体的意义，而且维持了一条紧急投入各种抢救药物的途径。由于鼠疫菌能损害心肌的线粒体，能对心脏造成严重损害，保护心脏特别重要。通常可以使用快速毛地黄类制剂，如西地兰、毒毛旋花子甙K等，改善心脏的氧利用状态和功能，防止发生心力衰竭。扩张血管，大量补液，补充凝血成分和适当地使用抗凝血剂防止凝血成分的进一步消耗，是控制弥漫性血管内凝血的基本方面。输入新鲜全血（而不是库存血）常能有维持生命的重要作用。

由于鼠疫病人的传染性，所有的医护人员、采取标本的人员和其他直接为鼠疫病人服务的人员，都必须防护着装，以避免自身感染。

口罩和手套是防护的重点。由于呼吸的压力，任何口罩在使用一定时间后都会被穿透。应尽量采用以除菌滤材制成的口罩，并保证其与面部的密合性，阻挡作用可维持4小时。

佩戴外科用乳胶手术手套，如果要进行用力的操作，再加戴一层线手套。脱手套时应注意不可用戴手套

学习提纲

1．掌握鼠疫的传播途径、继发性鼠疫，怎样发现突然发生的鼠疫病人以及鼠疫病人的治疗原则。
2．熟悉怎样应对突发的鼠疫。
3．了解鼠疫的病原学、发病机制及其流行的现状。

的手接触手套内面，也绝不要用脱去手套的手接触手套外面。

防护服装只要能遮盖日常衣物即可，最好是后开口、掩襟。由于非疫区内没有蚤类侵袭的危险，长统胶靴和防蚤布袜不是必要的装备，可采用一次性鞋套。

所有最表层的防护服装都只能使用一次，用后必须经消毒清洗才能重复使用[8]。

参考文献

1　纪树立.鼠疫[M].北京：人民卫生出版社，1988，44~62.

2　纪树立.中国鼠疫自然疫源地的发现与研究[J].中华流行病学杂志，1990，11（特1）：1~42.

3　Parkhill J, BW Wren, NR Thomson, et al.Genome sequence of Yersinia pestis, the causative agent of plague [J].Nature, 2001, 413: 523~527.

4　Deng W, V Burland, G Plunket, et al. Genome sequence of Yersinia pestis KIM[J].J Bacteriol, 2002, 184: 4601~4611.

5　贺联印，许炽镖.热带医学[M].第2版.北京：人民卫生出版

6　俞东征，海荣，董兴齐，等.中国鼠疫菌种资源遗传特征分析[J].中华流行病学杂志，2003，24（11）：1005~1009.

7　俞东征.传染病预防与健康丛书[M].北京：化学工业出版社，2004.136~162.

8　俞东征.传染病科普系列丛书[M].西安：陕西科学技术出版社，2005.58~64.

社，2004.481~482

试 题

1.鼠疫是一种主要由于细菌在感染者机体内高速繁殖引起的疾病，因而抗菌治疗是鼠疫治疗中的重要组成部分，治疗时其首选的抗生素是（　　　）

　A.链霉素　　　　　　　　　B.青霉素

　C.庆大霉素　　　　　　　　D.氯霉素

2.鼠疫是一种＿＿＿＿＿疾病，鼠疫的病原微生物是＿＿＿＿，在＿＿＿＿间辗转传播。

3.名词解释：（1）败血症鼠疫；（2）原发性肺鼠疫；（3）继发性肺鼠疫

4.简述腺鼠疫的淋巴结肿大的4个明显的特征。

疯牛病
Mad Cow Disease

张久松　曹务春（军事医学科学院微生物流行病研究所　病原微生物生物安全国家重点实验室，北京，100071）
ZHANG Jiu-song　CAO Wu-chun

疯牛病（Mad Cow Disease，MCD）学名为牛海绵状脑病（Bovine Spongiform Encephalopalitis，BSE），是一种是侵犯人类和动物中枢神经系统的人畜共患性疾病，主要累及脑部、脊椎和眼。BSE于上世纪80年代中期在英国首次发现，临床分类属于传染性海棉状脑病（TSE）。此前，已知最常见人类TSE是散发性克鲁滋弗－雅柯布病（Creutzfeldt－Jakob Disease），简称克雅氏病（CJD），全球发病率约百万分之一。1996年英国CJD监测中心首次报道10例在流行病学和病理学与以往不同的CJD病例，称之为"新变异型克雅氏病（vCJD）"[1]，随后BSE相继出现在欧洲的其他国家。至2004年1月1日，世界共有确诊病牛180 361头牛，分布在35 000个农场，英国占99%以上；vCJD在英国累计发病和死亡人数达139人[2]。

近年来，BSE不断在欧洲出现的同时，又蔓延至亚洲的日本，呈现出新的流行态势，严重影响了世界各国畜牧业的发展，给人类健康造成极大威胁。本文就疯牛病与人vCJD的病原学、发病机理、流行病学、临床表现及防治等作一介绍。

1 病原学与致病机理

1.1 病原因子

现普遍认为，BSE的病原体与传染病常见的病原微生物如细菌、真菌、病毒不同，它是一种蛋白侵染颗粒（Proteinaceous Infections Particles），被命名为朊粒（Prion）。朊粒中不含有病原体复制所必须的核酸，主要成分为蛋白质，称为朊病毒蛋白（Prion Protein，PrP），是由生物体内一种正常蛋白发生构象畸变而形成的。也就是说，正常构象的PrP（PrPc）转变为异常构象的PrP（PrPsc）是引发疯牛病的主要原因[3]。

正常构象的PrP是存在于人和动物细胞表面一种糖蛋白，在多种细胞中均有表达，但在神经元细胞中表达量最大。PrP由高度保守的PrP基因（PRNP）编码[4]，人类、小鼠和牛的PrP基因分别位于第20、2和13号染色体上[5]。PrP由210个氨基酸残基组成，相对分子质量为23 000。

PrP包含两个区域（Domain）——即"稳定区"和"可变区"。"稳定区"内有两个天冬酰胺糖基化位点，两个螺旋结构，二者通过组氨酸残基179和214之间的二硫键连接，以保持蛋白结构的稳定性；C端有一个糖基磷脂酰肌醇锚（Glycosylphosphatidylinositol Anchor，GPI），GPI锚能使朊病毒蛋白结合在细胞膜外侧。"可变区"包含PrPsc的作用位点，与PrP发生空间构象改变及β折叠的形成密切相关[6]。

与PrPc相比，PrPsc在mRNA和氨基酸水平上无明显差异，但在高级结构和理化性质上显著不同。PrPsc具有很强的抗蛋白水解酶、耐高温、耐甲醛、耐强碱等特性，灭活需在133℃作用3小时。在空间构象上，PrPc主要为α螺旋结构，而PrPSC以β折叠为主，这种由α螺旋向β折叠的转变即为PrP空间构象改变的主要形式。

1.2 致病机理

目前，对疯牛病和vCJD等海绵状脑病的发病机理尚不清楚，但多数学者赞同美国加州大学Prusiner教授提出的学说[7]。PrPsc通过消化道经淋巴、外周神经最后定位到脑部，以指数增长的方式催化正常PrPc分子发生构象改变，导致PrPsc在脑部大量凝集沉淀，逐渐形成星形胶质细胞和微小胶质细胞，使脑组织海绵体化、空泡化，甚至产生淀粉样斑块，使神经元遭到破坏，从而引起中枢神经功能紊乱，表现为羊瘙痒症、BSE、vCJD等疾病。又因这种蛋白构象的改变在自然条件下是不可逆的，最终导致机体死亡。

人类感染BSE致病因子的最小剂量尚不清楚，牛和羊等动物实验证实，口服0.5 g的污染组织即可引起发

曹务春，1963年出生，军事医学科学院微生物流行病研究所研究员，博士研究生导师。现为国家反恐（生物）应急处置专家委员会委员，国家突发公共卫生事件专家咨询委员会委员，国家自然疫源性疾病专家咨询委员会委员，中华预防医学会常务委员，全国卫生信息专业委员会常务委员，全军流行病学专业委员会主任委员，全军"三防"医学救援（防生）专家咨询委员会委员，北京突发公共卫生事件应急专家委员会委员等。

病。

1.3 PrPsc所致疾病

PrPsc是人和动物多种神经系统疾病的病原因子，根据解剖学和PrP的分布特征，将PrPsc所致疾病分为三类[8]。

1.3.1 第一类：以脑灰质层海棉状空泡改变，少量或不含PrP淀粉样斑块形成，及PrPsc蓄积为主要特征。包括羊瘙痒症，库鲁病，散发性、家族性、医源性CJD，致死性家族失眠症等。

1.3.2 第二类：主要特征为脑皮质和皮质下大量的PrP免疫阳性淀粉样斑块形成。此类中只包含一种疾病－格斯特曼综合征（GSS）。

1.3.3 第三类：同时具备第一、二类疾病的主要特征。人类vCJD即属于此类。

2 流行病学特征

2.1 流行概况

据资料记载，第1例海绵状脑病是发生在1732年的欧洲的绵羊瘙痒病[9]，估计有5 000～10 000头羊发病。第1例人类海绵状脑病是发生于1957年的库鲁病。而引起世界高度关注的传染性海绵状脑病是发生在英国上世纪80年代的疯牛病和90年代的人vCJD。

最早报告的疯牛病在1984年英国阿什福德镇一农场内发生，有6头牛发病，但直到1986年该病才被确认是一种牛的TSE[10]。十年后，又在该农场员工中发现第1例vCJD，且1996年在英国报告的10例死于vCJD的病例中，有4人居住在该农场附近，发病年龄为16～39岁。流行病学调查显示，人vCJD是因食用了BSE污染的食物而引起的[11~14]。进一步研究发现，从这些病例中提取的朊粒与来源于BSE的朊粒性质相同，且患者脑组织的病理变化也与BSE相似，从而证实了人vCJD与疯牛病密切相关[15]。

BSE的跨国传播是由于输入了英国的生畜和污染食物，自英国输入至加拿大、阿曼以及6个欧洲国家的生畜中均曾检测到BSE的致病因子。目前，BSE已蔓延至欧、亚、美3大洲数十个国家，包括法国、西班牙、爱尔兰、瑞士、丹麦、荷兰、奥地利、比利时、意大利、卢森堡等国，2001年9月又侵入到日本，被杀牛达数十万只。同时，不断有关于人vCJD的病例报告，上世纪90年代初，爱尔兰10例，瑞士2例，法国5例，葡萄牙12例。90年代后期在法国、葡萄牙、瑞士、比利时、荷兰又有新的病例出现。进入本世纪，德国、西班牙、丹麦、意大利也相继报告本病的发生[2]。

2.2 分布特征

英国是疯牛病和vCJD的主要自然疫源地。此外，该病还分布在苏格兰、德国、法国等一些欧洲国家。迄今为止，尚没有证据证实这些疫源地间的相互联系，提示本病在自然界中的分布可能比较广泛。vCJD在人群发病率尚不清楚。病例呈散在发生，也有因接受同一供体做器官移植而出现多例感染者。与CJD的平均发病年龄为50～70岁（平均65岁）不同，vCJD平均27岁；无性别差异。

2.3 传播方式

患病的人和动物是传染源，传播途径目前尚不完全清楚。

多数学者认为疯牛病主要与给牛喂食污染的动物肉骨粉有关，也有可能由受孕母牛传染给子牛，或通过病牛的粪便传播。

疯牛病也可跨物种传播[16, 17]。由于疯牛病的致病因子PrPsc在自然界中能够长期存活，并保持其传染性，可污染草场等自然环境，或经蜱等吸血媒介感染啮齿动物和肉食动物，进而感染牛、羊、羚等草食动物，最后到人。

消化道传播是vCJD最常见的感染途径。人因食用患BSE的牛肉及相关制品，能引发感染。PrPsc先进入肠道局部淋巴组织中增殖，然后逐渐分布至脾脏、扁桃腺组织，最后定位于大脑，导致中枢神经系统损害。用牛脂肪、胎盘素、动物羊水、胶原蛋白、筋胶等制成的化妆品和美容保健品，均有可能构成人疯牛病的传播途径。

其他报道的传播途径包括：（1）血液传播（输血）；（2）接触传播（经破损的皮肤、粘膜）；（3）母婴传播；（4）医源性传播。此外，呼吸道传播也不能排除。

3 临床表现

3.1 潜伏期

与其他大多数传染病相比，疯牛病和人vCJD的潜伏期较长，且个体差异较大。短者为4~5年，长者可达30年之久，平均7.5年。

3.2 临床表现

3.2.1 疯牛病

初期以运动障碍和活动能力下降为主，表现为步态不稳，活动失去平衡，共济失调。以后出现运动迟缓，卧地不起，四肢僵直，伴有体重减轻、体质衰弱、反应慢、产奶量下降等。继而发展为精神错乱，表现为触觉与听觉过敏，惊恐，乱冲围栏，冲击人、牛，最后死亡。病程为数天或3~4个月不等。

3.2.2 vCJD

发病呈缓慢型或亚急性，临床变异较大[18]。发病初期大部分病例以轻度精神或行为异常为主要症状，包括焦虑、抑郁、孤僻、意志消沉、记忆力减退及其他行为异常；1/3的病例有程度不同的头痛，全身疲乏无力，行走站立困难，自觉寒冷及面部麻木等感觉异常。随后出现进行性小脑性失调症和锥体和锥体系症状，表现为运动失调、原始反射出现、舞蹈病、张力障碍、肌阵挛等。与之相伴随的是开始出现进行性痴呆症状，病人出现性格、理解、判断、计算、记忆、精神行为等高级神经活动障碍。因大脑皮层广泛受损，中枢神经系统调节、控制能力丧失，任何外界轻微的刺激（如光、声、皮肤触摸等）都会导致病人肢体肌肉强烈的抽动，再经过5~12个月（平均6个月），便进入卧床不起阶段。该病的死亡率极高，自出现症状1~2年，100%的病例死亡。

3.3 vCJD与CJD的异同

vCJD与CJD相同之处都是大脑受损并导致死亡，但在临床上有一定的区别。CJD多在50岁以上高龄人群中发生，临床表现为亚急性进行性痴呆，病程较短，为半年至1年。vCJD多发生在18~41岁，病程7.5~22.5个月，平均12个月。临床表现为焦虑、抑郁、孤僻、萎靡、幻觉、记忆力障碍及行为异常，后期出现痴呆、精神错乱、瘫痪，最终导致死亡。

4 实验室检查

4.1 脑脊液检查

常规脑脊液无明显异常所见。脑脊液蛋白浓度可轻度升高，但无特殊意义。一项研究表明一种叫14-3-3蛋白质的升高可能具有一定的诊断价值。

4.2 影像学检查

对晚期患者进行头颅的计算机断层扫描（CT）和核磁共振可发现脑皮层萎缩，丘脑及邻近神经核内有高信号区域。尽管诊断的意义不大，但可排除脑中风、颅内出血以及占位性病变。

4.3 脑电图检查

脑电图异常约占60%，表现为非特异性慢性活动波，间歇期0.5~1.0秒重复尖波，或间歇0.5~2.5秒双相或三相周期性尖波、复合波，具有诊断价值。

4.4 病理检查

人类CJD尸检病理所见与疯牛病类似。肉眼可见大脑及小脑明显受累，呈脑萎缩状态，其程度依次为脑皮质、基底核、小脑和丘脑。脑组织切片镜下显示：

（1）组织学三联征：广泛的海绵状空泡（大脑灰质神经元空泡），神经细胞丧失和明显的胶质细胞增生；

（2）神经纤维网（轴突、树突、胶质纤维）出现小圆空洞；（3）四周绕以海绵状条带的淀粉样斑块形成；

（4）未见通常病原体感染时炎症病变和细胞浸润现象。

4.5 免疫组化分析

通过免疫组织化学染色检查PrPsc的存在，被认为是确诊CJD主要标准。

5 诊断

由于朊病毒蛋白已整合到机体的细胞膜上，与正常组织混为一体，机体的免疫系统无法识别，因此用常规的血清学方法无法检测，也不能用常用的微生物学方法进行分离培养及基于核酸杂交的方法进行检测。虽然近几年采用对朊病毒有敏感免疫反应的动物来制备特异性抗体，建立了基于抗原-抗体反应的免疫学方法和毛细管电泳及由此衍生的酶联标记、荧光扫描等方法，从而实现了活体PrPsc分子的检测[19]，但目前的临床诊断仍主要根据流行病学史、临床表现和实验室检查等。

5.1 流行病学史

患者有BSE暴露史，如有与来自疯牛病疫区的牛接触史，或食用、使用过过牛源性食品或制品，特别是牛源性化妆品等背景资料。vCJD的潜伏期一般为5～10年，发病年龄在30岁左右。

5.2 主要临床表现

早期表现为焦虑不安、抑郁、萎靡、精神异常，渐而出现记忆力障碍及痴呆，晚期出现肌阵挛或舞蹈病症状。

5.3 辅助检查

脑切片免疫染色显示海绵状空泡增多，每个视野可达8～120个（正常为0～1个／视野）。还可见神经元丧失、明显的胶质细胞增生、淀粉样斑形成等。上述特征性脑电图改变也有助于诊断。

CJD患者生前确诊比较困难，多数病例在死后经病理检查才能确诊。而通过免疫组化或分子生物学技术证实患者脑组织中有PrPsc的存在，才能为诊断CJD提供确凿的证据。

6 治疗与预防

疯牛病迄今尚无特效的治疗方法，可以对症治疗，如肌阵挛可以用氯硝基安定，痉挛性张力增高可用巴氯芬，痴呆可用茴拉西坦、哌醋甲酯、尼麦林等。但加强预防才是避免人vCJD发生最有效地措施。

由于机体对BSE的致病因子不产生免疫反应，通过研制疫苗进行免疫预防在现阶段是不可行的。因此，预防BSE的关键是切断传染源，患病动物必须焚烧，严禁将其骨、肉、内脏作为饲料；防止一切可能感染BSE病原因子的食品进入人类食物链。个体防护方面，绝不食用或应用来源不明的牛肉及牛源性制品，包括牛源性食品、药品、化妆品、保健品等。疑被污染的医疗器具须经134℃湿热处理1小时，或在1 M NaOH溶液中浸泡1小时以杀灭朊粒，防止医源性感染。对接触临床疑似vCJD的医务人员，特别是进行脑手术的外科医生或病理解剖医生，需特别注意个人防护及消毒。

不断加强国际合作，交流信息和经验。国家有关部门应成立专门机构，培养专业人才，向群众宣传有关疯牛病的常识，提高医疗卫生人员专业知识。

世界卫生组织（WHO）和各国政府也在不断地制定和完善疯牛病的防控法规[20]。WHO于1992年制订了SBO禁令（即特殊牛内脏禁令），规定6岁以上牛的脑、脊髓等内脏禁止作为牛及人类食品，也禁止将这些内脏用以制造包括激素在内的药品原材料。1995年5月第63次国际动物流行病学会议专门制订了预防BSE的具体法规。规定从有BSE或BSE情况不明国家进口活牛及其制品时必须进行特殊检查，任何国家禁止用牛、羊肉（包括脑、脊髓等）作为蛋白饲料喂养牛。

我国包括港澳台在内，目前尚无疯牛病和人vCJD的报告。但BSE疫区已扩展到我国周边国家。加强海关检疫，严格检疫，将来自疫区的牛、羊及制品、饲料拒国门之外十分必要。既要防止疾病传入，又要加强流行病学监测。在防止BSE传入方面，政府已采取了一些措施，如禁止从英国进口牛及饲料，严格执行进口畜产品、进口动物的检疫制度。2002年7月国家药监局发出禁令，对进口牛源性材料全面封杀，包括从有疯牛病疫情国家进口的牛骨等。对国内家畜及引进疫区家畜进行严密监测，发现疫情就地扑杀焚毁。

如前所述，疯牛病主要分布在一些欧洲国家。值得注意的是，虽然1988年7月，英国政府已经立法禁止用反刍动物来源的饲料喂养牛、羊等，但此后英国仍旧把许多骨肉粉出口到欧洲和亚洲的一些国家包括日本。日本已发现3头BSE病牛，很可能就是食用了被朊粒污染的进口骨肉粉而发病的。今后的发展趋势如何还很难预料。

我国迄今尚无牛类疯牛病和人类疯牛病的报告。但是，随着我国对外贸易包括畜牧业贸易的日益频繁，仍然不能放松警惕。除了要加强海关检疫外，当务之急就是针对血液和脑脊液等组织中的病原因子找到一种早期、简便、特异、非创伤性的诊断方法，提高流行病学监测水平。

参考文献

1 Spongiform Encephalopathy Advisory Committee (SEAC). Statement of March 20, 1996.

2 Fox JA, Peterson HH. Risks and implications of bovine spongiform encephalopathy for the United States: insights from other countries [J]. Food Policy, 2004, 29：45-60.

3 Meyer RK, McKinley MP, Bowman KA, et al. Separation and properties of cellular and scrapie prion pro

teins [J] . Proc Natl Acad Sci, 1986, 83: 2310−2314.

4 Oesch B, Westaway D, Wa¨lchli M, et al. A cellular gene encodes scrapie PrP 27−30 protein [J] . Cell, 1985, 40: 735−746.

5 Elifsu S, Stephanie P, Annick LD, et al. PrP polymorphisms tightly control sheep prion replication in cultured cells [J] . J Virology, 2003, 2: 2696−2700.

6 Prusiner SB, Scott MR, DeArmond SJ, et al. Prion protein biology [J] . Cell, 1998, 93: 337−348.

7 Prusiner SB. Prion disease and the BSE crisis [J] . Science, 1997, 278: 245−251.

8 DeArmond SJ, Bouzamondo E. Fundamentals of prion biology and diseases [J] . Toxicology, 2002, 181 (182): 9−16.

9 Brown P, Bradley R. 1755 and all that: a historical primer of transmissible spongiform encephalopathy [J] . Br Med J, 1998, 317: 1688−1692.

10 Wells GAH, Scott AC, Johnson CT, et al. A novel progressive spongiform encephalopathy in Cattle [J] . Vet Rec, 1987, 121: 419−420.

11 Bruce M, Chree A, McConnell I, et al. Transmission of bovine spongiform encephalopathy and scrapie to mice: strain variation and the species barrier [J] . Phil Trans R Soc Lond B, 1994, 343: 405−411.

12 Hill AF, Desbruslais M, Joiner S, et al. The same prion strain causes vCJD and BSE [J] . Nature, 1997, 389: 448−450.

13 Scott MR, Will R, Ironside J, et al. Compelling transgenetic evidence for transmission of bovine spongiform encephalopathy prions to humans [J] . Proc Natl Acad Sci, 1999, 96: 5137−5142.

14 Will RG, Alpers MP, Dormont D, et al. Infectious and sporadic prion diseases [J] . Cold Spring Harbor, 1999, pp 465−507.

15 Sande R, Tysnes OB. A new variant of Creutzfeldt−Jakob Disease [J] . Tidsskr Nor Laegeforen, 1997, 117: 3842−3881.

16 种晓琴, 孙长凯, 李广德, 等. 疯牛病及其相关人类脑病 [J] . 医学信息, 1996, 19: 322−341.

17 Scott G. Study strengthens link between BSE and vCJD [J] . BMJ, 2000, 320: 781.

18 范明远. 人类疯牛病(变异型克雅氏病) [J] . 实用预防医学, 2003, 10: 116−119.

19 魏传忠, 刘国传, 马贵平, 等. 疯牛病检测技术的研究进展 [J] . 生物医学工程学杂志, 2005, 22: 211−214.

20 Brown P, Will RG, Bradley R. Bovine Spongiform Encephalopathy and Variant Creutzfeldt−Jakob Disease: Background, Evolution, and Current Concerns [J] . Emerg Infect Dis, 2001, 7: 6−16.

试题

1. 消化道传播是 vCJD 最常见的感染途径, 其他报道的传播途径还包括 (　)
   A. 血液传播(输血)　　B. 接触传播(经破损的皮肤、粘膜)
   C. 母婴传播　　D. 医源性传播
   E. 呼吸道传播

2. 人类 CJD 尸检病理脑组织切片镜下显示 (　)
   A. 组织学三联征
   B. 神经纤维网(轴突、树突、胶质纤维)出现小圆空洞
   C. 四周绕以海绵状条带的淀粉样斑块形成
   D. 未见通常病原体感染时炎症病变和细胞浸润现象

3. 疯牛病的临床表现有哪些?

埃博拉出血热

Ebola Haemorrhagic Fever

左曙青　曹务春（军事医学科学院微生物流行病研究所　病原微生物生物安全国家重点实验室，北京，100071）

ZUO Shu-qing　CAO Wu-chun

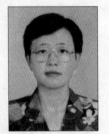

左曙青（1969-），女，河北人，军事医学科学院微生物流行病研究所，病原微生物生物安全国家重点实验室博士研究生，研究方向：传染病分子流行病学。

埃博拉出血热（Ebola Haemorrhagic Fever，EBHF）是由埃博拉病毒（Ebola Virus，EBV）引起的一种传染性极强、病死率极高的急性出血性疾病。该病始发于1976年，因爆发于扎伊尔北部的埃博拉（Ebola）河流附近而得名，目前疫源地主要在非洲大陆。此病主要通过患者的血液和排泄物传播，临床表现为急性发病、高热、肌肉疼痛、腹泻、呕吐、全身多脏器出血、功能损害以及DIC、休克等，病死率高达50%~90%。到目前为止，该病的自然宿主尚不清楚，也没有特异的抗病毒药物和疫苗[1]。《国际禁止生物武器公约》已将EBV列为潜在的致死性生物制剂。

1 病原学

埃博拉病毒（Ebolavirus，EBV）属单负股病毒目（Mononegavirales）丝状病毒科（Filoviridae）埃博拉病毒属（Ebola-like Virus），为非节段的单股、负链RNA病毒，相对分子量约为$4.2×10^6$。其基因组长18.9 kb，含有7个开放读码框（ORF），从3'至5'端分别编码病毒NP、VP35、P40、GP、VP30、VP24和L蛋白[1~5]。其中NP是病毒核衣壳蛋白，可能参与病毒装配；GP为病毒包膜糖蛋白，其开放读码框产生两个编码产物，大小分别为150~170 kDa的全长GP蛋白和60~70 kDa的sGP可溶性蛋白，GP蛋白是组成病毒纤突的的结构蛋白，sGP可能在病理发生过程中起作用；VP40是含量最丰富的病毒基质蛋白，可能促进病毒出芽；VP24是次要基质蛋白，可能与病毒脱壳有关；VP30和VP35功能尚不明确，可能参与基因复制和基因表达的调节；L蛋白是一种RNA依赖的RNA聚合酶。病毒在胞浆内繁殖，由浆膜芽生，可以实验感染多种动物培养细胞并产生细胞变性。

埃博拉病毒在室温下稳定，对热有中等抵抗力，4℃可存活数周，-70℃能长期保存，对紫外线、γ射线敏感，对1%甲醛溶液、次氯酸钠、过氧乙酸、乙酸、甲基乙酸等消毒剂敏感，60℃1小时可使病毒全部灭活[6]。

EBV有四种血清型[5~7]，即埃博拉-扎伊尔型（Ebola-Zaire，EBV-Z）、埃博拉-苏丹型（Ebola-Sudan，EBV-S）、埃博拉-科特油瓦型（Ebola-Ivory Coast或Ebola-Côte dIvoire，EBV-C）和埃博拉-莱斯顿型（Ebola-Reston，EBV-R）。前三型分布于非洲，对人类及非人灵长类动物均致病。其中以EBV-Z毒力最强，人感染后病死率最高；EBV-S次之；EBV-C对黑猩猩有致死性，对人毒力较弱，病后可恢复；EBV-R与其他三型不同，是从菲律宾运入美国的食蟹猴体内分离到的，人感染后多无症状。

EBV抗原特异性强，各型间有共同抗原，但也有各自特异性抗原。病毒变异方面，有研究者认为其变异性强，引起毒力发生变化，有时增强，有时减弱。但核苷酸序列分析结果不支持此观点。对时隔20年的不同地区分离到的毒株进行序列比较显示，其同源性达97.9%，表明病毒比较保守。此外，同型的EBV基因组也相对较稳定，遗传特性很少发生变化[8, 9]。

2 流行病学

虽然埃博拉出血热从1976年才开始流行，但流行病学资料显示，几个世纪前，埃博拉病毒即流行于中非热带雨林地区和东南非洲大陆。目前疫源地主要在非洲大陆，中非共和国、利比亚、加蓬、尼日利亚、肯尼亚、科特迪瓦、喀麦隆、津巴布韦、乌干达及埃塞俄比亚为本病疫源地。非洲以外地区除实验室感染外，尚未发现感染病例。但美国、菲律宾、泰国、英国、加拿大发现有本病流行的血清学证据[7~10]。1976年至今，埃博拉出血热已发生过数次大流行[4, 8, 10]。第一次大流行发生于1976年，主要发生在前扎伊尔（今刚果民主共和国）和苏丹南部；第二次大流行发生于1995年，主要发生在前扎伊尔；第三次大规模流行是2000年9月～2001年2月间，发生在乌干达；第四次较大规模流行是2001年3月～2002年6月间，发生在加蓬和刚果；距今最近的一次较大规模流行发生于2002年12月～2003年4月的刚果西盆地地区。另外，还有一些较小规模的流行和散发。据有关国际组织不完全统计，迄今为止，全世界感染埃博拉出血热的病例已超过1 600人，其中死亡超过1 000人。

我国目前尚未发现埃博拉出血热病例，但随着同国际交往的日益增多，不能完全排除该病通过进口动物或通过隐性感染及潜伏期病人进入我国的可能性，因此应密切注视国外疫情的变化，搞好国境检疫，做好技术储备，防止埃博拉出血热传入我国。

埃博拉病毒的传染源和贮存宿主及其在自然界中的循环方式至今尚不清楚，引起首发病例的传染源往往不明。多种非人灵长类动物可以感染发病，但实验室慢性、持续性和潜在性感染的实验均未获成功，感染往往是快速致命的，因此非人灵长类作为天然宿主可能性不大。有流行病学调查资料显示，指示病例的发病往往与狩猎有关，他们在患病以前都曾接触过非人灵长类动物（大猩猩）和其他哺乳动物（如森林羚羊等）[11]。因此有人提出埃博拉出血热的首发病例与接触感染埃博拉病毒的动物有关。对节肢动物进行了广泛的调查（许多可能的节肢动物宿主尚未被调查），至今未发现它们参与传播的证据。病毒也不在人工感染的节肢动物细胞和节肢动物体内复制。在流行区进行的血清流行病学调查显示，人群中存在隐性感染[12]，因而推测自然环境中可能存在非致病性病毒链，也可能致病性和非致病性病毒链以复合体形式存在，在某种情况下发生变异或机会感染人与动物，在此过程中，人类行为可能发挥重要作用。目前怀疑蝙蝠为EBV的自然贮存宿主，进一步的研究还在进行中。

后发病例最主要的传播途径是接触传播，病人和带病毒的亚临床感染者通过密切、持久的接触（特别是血液、排泄物及其它污染物）传播。通过护理病人可使医护人员继发感染（占3%～17%），在卫生条件及医疗水平差的地区，使用未消毒或消毒不完全的注射器引起

的医院内传播是导致博拉出血热流行的重要因素。在非洲，传统的葬礼仪式——洗手（仪式要求参加者与死亡病人接触同一碗水）也是本病重要的传播方式[10]。埃博拉病毒在精液中可存活2～3个月，故也存在性传播的可能。虽已有动物实验证明气溶胶传播的可能，但资料显示，一般自然状况下病毒通过气溶胶传播的可能性较小。但值得注意的是，病毒细胞培养物上清及感染动物血清中含有较高滴度病毒（$10^5 \sim 10^6$ PFU／ml），因而EBV可望发展成为气溶胶生物战剂。

人群普遍易感。一年四季均可发病，无明显季节性。从出生后3天到80岁，各年龄组均有发病，但成年组发病率较高。性别上女性略高，可能是因为妇女护理患者、处理尸体，从而接触机会较高。在职业上，医务人员感染率较高，医院往往成为疾病播散的重要场所。高危人群包括接触患者的医护人员、处理患者污物的清洁工人、尸体解剖、整容工作人员、照顾患者家属、看望患者的亲戚朋友、参加葬礼者等[10,11]，接触者的发病率与密切接触的程度成正相关。个体行为和地方风俗在流行中发挥重要作用。

3 临床表现和诊断

潜伏期2～21天，平均7天。典型病例表现为急性起病，开始以发热、寒战、头痛、肌肉痛、关节痛、咽喉痛、全身倦怠等症状为特征[12]。随后的症状和体征显示多系统受累。2～3天后可有呕吐、腹痛、腹泻、血便等表现，半数患者有咽痛及咳嗽。病后4～5天进入极期，患者可出现神志的改变，如谵妄、嗜睡等，重病患者在发病数日可出现咯血，鼻、口腔、结膜下、胃肠道、阴道及皮肤出血或血尿，第10病日为出血高峰，50%以上的患者出现严重的出血，过半数患者出现慢性血管内凝血症候群，还可有电解质和酸碱平衡失调。并可因出血、低血压、肝肾功能衰竭、休克等而死亡。90%的死亡患者在发病后12天内死亡（7～14天）。病例可在病程第5～7日可出现麻疹样皮疹，数天后消退并脱屑，部分患者可较长期留有皮肤的改变。非重症者，发病后两周内缓慢恢复。少数幸存者自诉有体弱、关节痛、虹膜炎、睾丸炎、尿道炎、腮腺炎及精神障碍[8]。

急性期可并发心肌炎、细菌性肺炎。迟发症可因病毒持续存在精液中而引起睾丸炎、睾丸萎缩，还可有复发性肝炎、横断性脊髓炎及眼葡萄膜炎等[6]。

不典型病例感染后可以不发病或呈轻型。

临床诊断可根据流行病学资料、接触史、临床表现，并结合免疫学及一般实验室检查作出。根据临床观察，有些EBHF感染并不以出血症状为标志，神经症状也有差异，其原因可能与病毒毒力、感染途径、内源性辅助因子及治疗管理方面有关，临床诊断上应予以考虑。

临床实验室化验检查，早期白细胞、淋巴细胞减少，第7病日后上升，并出现非典型浆细胞样的淋巴细胞和中性粒细胞，核呈异常形态（杆形、球形或哑铃形），血小板显著减少，伴血小板异常凝聚。生化检查AST、ALT和血清酶水平升高，疾病晚期某些患者临床黄疸。部分患者肾衰，可有少尿、蛋白尿、无尿等。

病毒分离和电镜检查可获确定结果，但需在BSL-4级高度生物安全实验室操作，且对专业水平和技术、设备等要求较高，使其应用受限。

免疫学检测多采用间接免疫荧光试验（IFA）、酶联免疫吸附试验（ELISA）等方法，既可检查病毒抗原又可检测特异性IgM和IgG抗体。早期检测病毒抗原较测定特异性抗体更为敏感和可靠，人感染EBV后血液中病毒抗原急剧上升，至10病日左右达高峰，随后迅速下降。14～15病日后不能测出。由于EBV感染临床进展迅速，大部分死亡患者尚未能产生可被测出的抗体，故早期诊断多用抗原检测法。

病人血清特异性IgM抗体在发病后2～9天出现，1个月后明显下降，可作为近期感染的血清学指标。IgG抗体在发病后6～18天出现，存活患者2年后仍可检出IgG抗体，故在回顾性检测或血清学调查中有重要作用。如现症患者双份血清IgG抗体滴度上升4倍以上或单份血清滴度>1∶64，可作为确诊依据。

分子生物学技术如RT-PCR技术及特异性核酸探针分子杂交技术等，均可用于EBV感染的早期诊断及回顾性诊断。已有多个实验室分别根据病毒L、GP及NP编码基因设计了特异性引物或核酸探针，其敏感性相当高，且简便快速，已在多次EBHF暴发或流行中得到应用。此法可与产物测序联合应用，既可进行分子流行病学分析，又有助于识别交叉污染引起的假阳性结果。鉴于PCR技术具有极高的敏感性，防止实验室污染对结果的可靠性极为重要。

4 发病机制与病理变化

目前，埃博拉出血热的发病机制还不清楚。一般认为，感染早期病毒在单核-巨噬细胞系统中复制[13, 14]，感染后期血管腔中普遍出现纤维蛋白样沉淀。近日，应用反向遗传学技术（Reverse Genetics System）对BEV的体内外研究取得一定进展[15]。病毒糖蛋白，包括包膜糖蛋白GP和非结构蛋白sGP，可能在发病中起重要作用[11, 16]。GP被认为与受体结合进入敏感细胞，推测其能在多种器官表达诱导细胞毒性效应引起细胞功能紊乱。GP的氨基端具有抑制有丝分裂原对淋巴细胞增值的作用，其羟基端与致瘤反转录病毒包膜蛋白的免疫抑制基序（Motif）高度同源。这些序列可能对EBV逃避宿主免疫反应发挥重要作用。sGP的生物学活性还不完全清楚，虽然在急性期感染的病人血液中能检测到高浓度的sGP。似乎它能够通过与CD16b结合而抑制中性粒细胞功能，另一方面，它还可能在吸附中和抗体方面发挥作用，从而抑制抗GP抗血清的中和活性[1, 5]。此外，其他因素，如EBV感染抑制MHC-Ⅰ类分子的表达，VP35竞争抑制干扰素等，在引起宿主的免疫抑制状态反面也发挥一定作用[5, 12]。

免疫系统损伤是EBV感染的一个重要特征。早期阶段可见T细胞失活，随后是受损的体液免疫，然后是广泛的血液白细胞凋亡，可见严重的淋巴细胞减少症以及淋巴组织严重受损。EBV几乎侵犯所有器官并造成损伤。肝、脾、淋巴结、骨髓等受损最为明显。在病理过程中，迅速从单核细胞和内皮细胞释放的血管活性因子可能是引起DIC和休克的重要因素。病理学特征是皮肤丘疹、胃肠道、呼吸道和各器官淤血、出血。组织病理学特征是肝、脾、肺、淋巴结和睾丸的急性坏死以及弥漫性血管内凝血；淋巴细胞变性坏死。神经细胞核固缩或核碎裂变性，胶质细胞形成胶质结节。

5 治疗和预防

目前，针对埃博拉出血热尚无特效治疗措施，主要以对症和支持治疗为主，注意水电解质平衡、控制出血，肾功能衰竭时进行血液透析。输入恢复期血浆或含有埃博拉病毒抗体的抗血清有一定疗效。干扰素及利巴韦林等抗病毒药物疗效尚有争议。有研究表明多种腺苷类似物可抑制埃博拉病毒复制。目前正研究应用中和性单克隆抗体治疗患者。

埃博拉出血热预后较差，病死率50％以上。

目前尚无有效疫苗。因此流行区防治本病的关键是早期发现、及时隔离患者，采取严格的屏障护理和消毒措施，防止疫源扩散和传播。标本采集运送过程中应注意隔离，病毒的分离和培养应在BSL-4级高度安全实验室中进行。

目前可以肯定埃博拉出血热是一种动物源性传染病，非流行区国家对进口动物，应加强国境检疫、监测。我国地域辽阔，纵跨温、热两气候带，自然环境复杂，气候类型多样，宿主动物繁多，目前虽尚未发现EBHF，但随着国际交往日益增多，不能排除EBV通过感染的人或动物传人我国的可能性，应提高警惕注意国外疫情动态变化，并做好相应的技术储备，以防患于未然。

迄今研制灭活疫苗未获成功。用弱毒株制备人EBV疫苗的策略是不可行的。主要因为弱毒株可返祖突变为野毒株。基因工程疫苗研究已取得一定的进展。以重组的病毒NP、sGP或GP基因的质粒进行免疫可产生针对相应基因产物的体液免疫和细胞免疫应答。近日，美国科学家开发出一种采用腺病毒为载体，包含埃博拉抗原成分的疫苗，在恒河猴动物实验中取得良好的保护效果，其进一步研究结果值得关注 [1, 13, 14]。

参考文献

1　Nancy S, Yang Z-Y, Gary JN. Ebola Virus Pathogenesis: Implications for Vaccines and Therapies [J] .J. Virol, 2003, 77: 9733-9737.

2　宋干，杨佩英，唐家琪.埃博拉出血热研究进展 [J] . 中国人兽共患病杂志，1997，13（2）：51-54.

3　于恩庶.埃博拉热 [J] . 中国人兽共患病杂志，1996，12（2）：39-41.

4　Guenno BL, Galabru J. Ebola virus [J] . Bull.Inst. Pasteur, 1997, 95: 73-84.

5　Ayato Takada, Yoshihiro Kawaoka. The pathogenesis of Ebola hemorrhagic fever [J] .Trend in Microb, 2001, 9: 506-501.

6　潘孝彰. 新发传染病 [M] . 北京：人民卫生出版社，2001.

7　Groseth A, Ströher U, Theriault S, et al. Molecular characterization of an isolate from the epizootic of Ebola virus Reston among macaques imported into the United States [J] .Virus Research, 1989, 87: 155-163.

8　唐家琪.自然疫源性疾病 [M] .北京：科学出版社，1985. 422-443.

9　Georges-courbot MC, Sanchez A, Lu CY. et al. Isolation and phylogenetic characterization of Ebola viruses causing different Outbreaks in Gabon [J] . Emerg Infect Dis, 1997, 3: 59-62.

10　Bowen ET, Lloyd G, Harris WJ, et al. Viral haemorrhagic fever in southern Sudan and northern Zaire [J] . Lancet, 1: 517-523.

11　国际传染病疫情 [J] .2003, 191: 5-6.

12　Gonzalez JP, Nakoune E, Slenczka W, et al. Ebola and Marburg virus antibody prevalence in selected populations of the Central African Republic [M] . Microbes and Infect, 2002, 2: 39-44.

13　Mary KH. Vaccine research efforts for filoviruses [J] . Inter J Parasit, 2003, 33: 583-595.

14　Gary JN. Vaccine for AIDS and Ebola virus infection [J] . Virus Research, 2003, 92: 213-217.

15　Theriault S, Groseth A, Neumann G, et al. Rescue of Ebola virus from cDNA using heterologous support proteins [J] .Virus Res, 2001, 106: 43-50.

16　Sui J-H, and Marasco WA. Evidence against Ebola Virus sGP Binding to Human Neutrophils by a Specific Receptor [J] .Virology, 2002, 303: 9-14.

试题

1. 目前，针对埃博拉出血热尚无特效治疗措施，主要以＿＿＿＿＿和＿＿＿＿＿治疗为主，注意水电解质平衡、控制出血，肾功能衰竭时进行＿＿＿＿＿。

西尼罗病毒感染

West Nile Virus

张久松　曹务春（军事医学科学院微生物流行病研究所　病原微生物生物安全国家重点实验室，北京，100071）
ZHANG Jiu song　CAO Wu-chun

曹务春（1963-），军事医学科学院微生物流行病研究所研究员，博士研究生导师，现为国家反恐（生物）应急处置专家委员会委员、国家突发公共卫生事件专家咨询委员会委员、国家自然疫源性疾病专家咨询委员会委员、中华预防医学会常务委员、全国卫生信息专业委员会常务委员、全军流行病学专业委员会主任委员、全军"三防"医学救援（防生）专家咨询委员会委员、北京突发公共卫生事件应急专家委员会委员等。

西尼罗病毒（West Nile Virus，WNV）感染是一种经蚊虫传播，以鸟类为主要动物宿主的自然疫源性疾病。人被携带病毒的蚊虫叮咬后而感染，轻者出现发热、头痛等流感样症状（西尼罗热），重者可引起中枢神经系统症状（西尼罗脑炎），甚至死亡。在美国，自1999年8月发现首例病人以来，WNV感染人数逐年攀升，流行范围几乎涵盖美国全土，2002～2003年发病人数达到高峰，现已成为美国的地方性疾病。2002年共有4 156人感染，死亡284人，13 577匹马和十万余只鸟死于WNV感染；而至2003年，报告病例数达9 377人。目前，我国虽尚未发现西尼罗脑炎病例，但为防患于未然，有必要对这一新发传染病重新认识。

1 简史

WNV于1937年首次从乌干达北部西尼罗区域的一位"热病"患者的血液中被分离并确认为病原体。20世纪40年代，发现WNV与乙型脑炎（Japanese Encephalitis，JE）病毒、圣路易斯脑炎（St. Louis Encephalitis，SLE）病毒有密切的抗原相关性，初步确定该病毒由蚊传播，期间又在中非的居民体内检测到WNV抗体。50年代，埃及对WNV的血清学、生态学、致病性等做了较深入的研究，证实WNV在自然界中主要在蚊－鸟间循环，人和马偶然会被感染。1957年，WNV感染在以色列出现暴发流行，导致老年病人的脑膜脑炎，开始显示出对人类健康的威胁。至60年代，埃及和法国发生WNV马脑炎流行，引起人们的关注。人群中最大规模的暴发流行发生在1974年的南非，当时记载的西尼罗热病人有近3 000例。在经历了70年代中期至90年代初的相对稳定阶段之后，1994～2000年间，WNV感染的流行态势出现了重大变化，频频暴发流行于北非、欧洲、北美及中东地区，特别是1999年，WNV首次在西半球的出现，警示该病已不再局限于东

半球，而大有向全球蔓延的趋势[1]。

2 病原学

WNV属黄病毒科（Flaviviridae）、黄病毒属（Flavivirus）。血清学分类与JE、SLE、墨累山谷脑炎（Murry Valley Encephalitis）等病毒同属乙型脑炎病毒组。WNV分为1和2两个病毒株谱系（Lineage）：谱系1分布于自西非至中东、东欧、北美及澳大利亚的广大地区，主要与人的疾病流行有关；谱系2仅局限于非洲，主要引起动物感染[2]。

WNV病毒体为小球状颗粒，直径约50 nm，密度较低。病毒体表面有脂质包膜，内为直径约25 nm的球状核衣壳，由多个核衣壳蛋白（C蛋白）组成，中心为病毒RNA（见图1A）。

病毒基因组核酸为单正链RNA，由11 029个核苷酸组成。5′端和3′端分别为Ⅰ型帽（m7GpppAmp）和CUOH结构，非编码区长度分别有96和631个核苷酸。10种病毒蛋白由一个多聚蛋白体水解而成，包括3种结构蛋白－C蛋白、prM/M蛋白（膜蛋白）、E蛋白和7种非结构蛋白（NS）[3, 4]，见图1B。成熟的C蛋白由含一个疏水区域的C蛋白前体裂解而成，E蛋白和M蛋白均为完整的Ⅰ型膜蛋白，与病毒的许多特性，如病毒的宿主范围、组织向性、复制、装配、对免疫细胞的刺激作用等密切相关；多数非结构蛋白是多功能性的，均直接或间接参与病毒RNA的合成，但关于它们之间及它们与细胞之间的相互作用尚不清楚。NS1是一种糖蛋白，对维持病毒的生存力起重要作用。NS2a、NS2b、NS4a和NS4b为较小的疏水蛋白，可促进病毒体的装配或／和在细胞质膜上的定位。WNV可在多种细胞中进行复制，包括鸡、鸭、鼠的胚胎细胞及人、猪、啮齿类、两栖类、昆虫类的传代细胞系。一般来说，新病毒体的释放发生在感染细胞后10～12小时，释

放高峰则需在24小时以后[4]。

3 流行病学

西尼罗脑炎的近期暴发流行特点可归纳为以下几点：（1）频频发生在大都市，如美国的纽约、罗马尼亚的布加勒斯特；（2）在人群与马的流行频率增加；（3）脑炎的发病率增加；（4）大量的鸟死亡。

3.1 分布

WNV的地理分布相当广泛，包括整个非洲、中东和欧亚大陆南部的温带和热带及澳大利亚，近期又传入北美。在温带和亚热带，WNV感染主要发生在夏季和初秋，在热带则多发于雨季蚊虫活动的高峰期。人和哺乳动物对WNV普遍易感，无明显的年龄与性别差异，但脑炎的患病率和病死率均随年龄的增加而升高。在WNV感染者中，约1／150的人发展为重症病例，而在65岁以上和65岁以下的感染者中脑炎或脑膜炎的发病率分别为1／50和1／300[5]。长时间的户外活动、宜于蚊虫滋生的居住环境、防蚊措施不利等均能增加受蚊虫叮咬的机会和感染病毒的危险性。

WNV感染所引起疾病的严重程度与以下因素密切相关：（1）既往病毒在该地区的活动情况；（2）人群对WNV和其他黄病毒的本底免疫水平；（3）人口的年龄构成；（4）疾病监测体系的完善程度。在病毒活动频繁地区，人群WNV抗体阳性率较高，西尼罗热的流行和脑炎病例较为罕见；相反，在北部温带地区，既往很少或从未有过WNV感染的暴发流行，人群缺乏对该病原体的免疫机能，重症病例的发病率则较高。

3.2 传播媒介、宿主动物及传播途径

在自然界中，WNV主要储存于各种鸟类，经库蚊等嗜鸟蚊进行传播，形成鸟－蚊－鸟的不断循环，人、马和其他哺乳动物在被WNV感染的蚊虫叮咬后，偶然会感染发病。

目前，WNV仅在人群和马引起过疾病的流行，但近期报道蝙蝠、猫、家兔、绵羊、浣熊、臭鼬、松鼠、花栗鼠等25种哺乳动物亦对该病毒易感[6, 7]。在1999年美国WNV流行地区，对犬类的血清学调查显示WNV抗体阳性率较高，但尚未发现其他病原学证据。人与人之间，人与哺乳动物之间的传播尚未被证实，但有关于

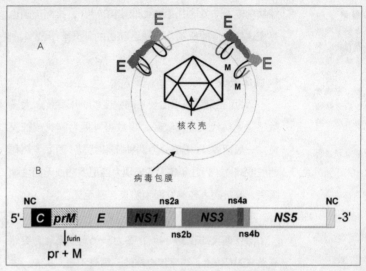

图1　WNV病毒体（A）与基因组（B）模式图[3]

通过输血、器官移植、哺乳及母婴垂直传播而感染WNV的病例报道[6]，如2005年有398名献血员WNV血清学筛检试验阳性，其中少数发展为临床感染病例，提示对献血员等组织器官的供体进行WNV感染的监测不容忽视。WNV的媒介蚊种范围非常广泛，仅在美国就已在至少10个蚊属，60个蚊种中检测到WNV[8]。不同地区媒介蚊种有一定差别，许多蚊种的媒介效能尚不清楚，但库蚊属（Culex，Cx）作为WNV的主要传播媒介已得到确认。在罗马尼亚布加勒斯特和美国纽约两次流行中，尖音库蚊（Cx. Pipiens，一种北方家栖蚊）被证实是WNV在宿主鸟类间的主要传播媒介；致倦库蚊（Cx. Quinquefasciatus，一种南方家栖蚊）在城市疾病的流行中的媒介作用虽未被证实，但它具有明显的潜在传播能力；在非洲，WNV感染人最重要的传播媒介也是一种库蚊（Cx. Univitatus）。此外，从蜱也曾检测到WNV，但它们对病毒的传播能力尚不清楚[3]。

鸟类是WNV主要的自然宿主，仅在美国就已发现至少138种鸟类可因感染WNV死亡，而到目前为止，报告至美国CDC的感染病毒的鸟类累积达284种。极少数鸟类（如乌鸦和松鸦）在感染后多以发病、死亡而告终，其死亡率已作为一个重要指标被应用于疾病流行趋势的监测体系之中[9]。但多数鸟类可出现较高的病毒血症，且持续时间较长，成为更多蚊虫感染病毒的传染源[10]。值得注意的是，携带病毒的候鸟可能导致病毒在不同地区之间的传播，在东半球，WNV被认为是

经候鸟传入许多地中海和欧洲国家的[11]，推测美国也存在这样的传播机制，但缺乏确凿的证据给予证实。

4 临床表现

WNV感染病人可出现不同程度的临床症状。大多数感染无症状或症状较轻，少数可发展为脑炎或脑膜炎。一般把WNV感染分为两种临床类型：西尼罗热和西尼罗脑炎。青壮年病人多表现为西尼罗热或无菌性脑膜炎，高龄病人较易发展为脑炎，甚至死亡。

4.1 西尼罗热

潜伏期大约在3～14天，多为3～6天。表现为突然高热（39℃以上），常伴有寒战、周身不适、头痛、关节痛、肌肉痛。少数病人，特别是儿童在发病后2～5天，颈部、四肢及躯干部可出现斑丘疹样或麻疹样皮疹。另外，还有关于WNV并发心肌炎、胰腺炎和急性肝炎的病例报道[12]。末梢血象无明显改变，50%的病人白细胞增加，10%～15%的病人淋巴细胞分数增高。

4.2 西尼罗脑炎

WNV引起的神经系统症状与日本脑炎相似，表现为无菌性脑炎、脑膜炎、脊髓炎，或三者并存。除上述西尼罗热症状外，在发病后1～7天，患者出现嗜睡、烦躁、定向不能等。尽管是非特异的，但眼痛、面部潮红、咽部或眼结膜充血、淋巴结肿大、关节痛等是较常见的前驱症状。脑膜炎患者可有颈强直、Kernig氏症等。脑炎患者可表现为抑郁、嗜睡、深昏迷等。肌无力和弛缓性麻痹是WNV脑炎突出的临床表现，当累及至呼吸肌时，可导致呼吸衰竭。此外，还可表现为脊髓炎、视神经炎、多神经炎、癫痫发作等。

脑电波可显示弥散性、高振幅的δ波或θ波；脑部CT检查，可见脑组织慢性损伤，几乎无中枢神经系统炎症所见。脑膜脑炎患者脑脊液检查可见：轻度细胞增多（通常以淋巴细胞为主），蛋白质浓度增加，而葡萄糖浓度基本正常。

WNV感染最常见的死亡原因为神经系统功能紊乱、呼吸衰竭和脑水肿，病死率4%～14%，脑炎病人的病死率较高[13~16]。如近期在以色列的暴发流行中，某医院住院患者的总病死率为14%，脑炎则达24%；在美国，1999～2000年所有住院的WNV感染病例中，总

病死率和脑炎病死率分别为12%和19%。此外，病死率随着年龄的增加而升高。对脑炎幸存者的体格、身体机能及认知能力三方面进行随访观察结果显示：仅半数以下的人完全恢复，超过半数的人留有不同程度的后遗症，少数病人死亡[17]。

5 实验室诊断

在进行实验室检测之前，应获得以下流行病学资料：（1）发病时间及采样时间；（2）现住址及外出史（是否去过病毒流行地区）；（3）其他黄病毒疫苗接种史，主要包括黄热病、乙型脑炎等；（4）初步临床诊断。

5.1 血清学诊断

血清学检测是诊断WNV感染的主要手段[18, 19]。常用酶联免疫吸附试验（ELISA）对病人血清或脑脊液中病毒特异性IgM和IgG抗体进行检测。由于IgM不能通过血脑屏障，脑脊液中IgM抗体阳性可成为WNV感染的有利证据。值得注意的是，通过该方法亦可在既往有其他黄病毒感染史（如黄热病、乙型脑炎、登革热、圣路易斯脑炎）的患者呈抗体阳性反应，因此ELISA法较适用于WNV感染的初步筛选。进一步可对ELISA检测阳性标本进行中和试验，特别是若能检测到恢复期抗体效价较急性期增加4倍，则更具诊断意义。同时，还应对其他黄病毒抗体进行检测。血清IgM抗体可在幸存的脑炎患者体内存在很长时间，据报道在发病后12个月和16个月血清IgM抗体阳性率分别可达77%和60%[17]。

5.2 病毒分离

病毒分离与鉴定是WNV感染最特异的诊断方法，只是病毒在病人血清和脑脊液中很难被分离到。在进行病毒分离之后，间接免疫荧光试验、病毒核酸检测、中和试验等方法进行鉴定。

5.3 组织中病毒的检测

应用特异性McAb对可疑的死亡病例的脑组织进行免疫组织化学分析，是一种特异性较高的病原体固定方法。可在脑部不同的部位，特别是在脑干、中脑、大脑皮质，取多个标本进行检测。此外，极少数情况下可从富含网状内皮组织细胞的组织器官（主要包括肝、脾、肺和胰腺）中分离病原体。

6 治疗方法

西尼罗脑炎目前尚无有效的治疗方法。所有疑似病例均应住院观察治疗，治疗原则以对症、支持疗法为主，包括静脉输液、改善呼吸功能、预防继发感染等。可采用皮脂类固醇、抗惊厥类、甘露醇等药物治疗，但确切疗效尚待进一步研究。短期内大量使用皮脂类固醇可明显缓解病情，但同时也存在加重病毒感染的危险性，应慎用。

常用的几种抗病毒药物包括：（1）嘌呤和嘧啶相似物（如利巴韦林）；（2）α-干扰素；（3）人免疫球蛋白。利巴韦林是一种鸟嘌呤样物质，有较好的抗RNA和DNA病毒（包括黄病毒）的作用。体外试验结果证实，高浓度利巴韦林能抑制WNV在人类神经细胞内的复制，降低病毒的致病性[20]；在病毒接种前或感染早期投予α-干扰素，可有效保护脊索细胞免受WNV感染，增加Vero细胞（猴肾细胞）存活率。但上述药物缺乏临床试验方面的资料。

7 预防措施

目前，尚无有效的疫苗预防WNV感染，灭蚊是预防和控制本病传播的关键。在明确本地区蚊虫分布情况和传播病原体的主要蚊种的基础上，每年应在较早时期采取有效措施，防止蚊虫在春季的大量繁殖。可通过加强水体管理，使用化学和生物学方法阻断幼虫的繁殖。应储备足够的喷洒用化学药物，以应对WNV携带成蚊的大量出现。加强个人的防蚊意识也有助于疾病的预防，在蚊虫活动高峰时间尽量减少外出，外出时应着长袖衣裤等。

接种疫苗仍是预防WNV感染最根本的措施，许多研究室正在加紧WNV疫苗的研制和开发，包括灭活或减毒活疫苗、DNA疫苗、嵌合疫苗。兽用疫苗已经用于马的西尼罗脑炎的预防；人用疫苗也已进入临床试验阶段。

8 结语

西尼罗脑炎连续在美国的暴发流行使人们开始重新认识这一新发传染病，同时也极大地推动了该病的研究进程。在短短的几年里，关于WNV感染的病原学、流行病学、传播媒介、宿主动物、特异性诊断方法及疾病防治等方面的研究取得了很大的进展。但是，仍有许多问题尚待解决。2003年，美国将现存的17个问题列为今后的主要研究项目，其中包括WNV感染未来的流行趋势，疾病的候鸟传播机制，各种媒介蚊种及其他节肢动物携带与传播病毒的规律，病毒的宿主动物范围，致病机理，病原体变异与疾病严重程度的关系，相关黄病毒的鉴别诊断，有效疫苗的研发等[6]。随着研究的深入，人类将获得关于这一新发传染病较全面的认识。

我国目前尚未见西尼罗脑炎的病例报道，但频繁的国际贸易、商务旅行等活动增加了该病传入的危险性。加之，我国地域辽阔，环境多样，动植物区系丰富，为该病的自然循环提供了必要的宿主、媒介和有利的生境。因此，有计划地开展WNV感染的相关研究，防患于未然是非常必要的。

参考文献

1 Garmendia AE, Van Kruiningen HJ, French RA.The West Nile virus: its recent emergence in North America [J].Micro Infect, 2001, 3: 223-229.

2 Lanciotti RS, Ebel GD, Deubel V.Complete genome sequences and phylogenetic analysis of West Nile virus strains isolated from the United State, Europe, and the Middle East [J]. Viology, 2002, 298: 96-105.

3 Campbell GL, Marfin AA, Lanciotti RS, Gubler DJ. West Nile virus [J]. Lancet Infect Dis, 2002, 2: 519-529.

4 Brinton MA.The molecular biology of West Nile virus: a new invader of the western hemisphere [J]. Annu Rev Microbiol, 2002, 56: 371-402.

5 Mostashari F, Bunning ML, Kitsutani PT.Epidemic West Nile encephalitis. [M].New York: results of a household-based seroepidemiological survey, 1999.

6 Centers for Disease Control and Prevention (CDC, U.S.A) (2003) Epidemic/epizootic West Nile virus in the United States: guidelines for surveillance, prevention, and control [OB/EB].http://www.cdc.gov/ncidod/dvbid/westnile/resources/wnv-guidelines-aug-2003.

7 Buckweitz S, KleiboekerS, Marioni K, et al. Serological, reverse transcriptase-polymerase chain reaction, and immunohistochemical detection of West Nile virus in a clinically affected dog [J].J vet Diagn Invest, 2003, 15: 324-329.

8 http://www.cdc.gov/ncidod/dvbid/westnile/mosqu-

itospecies.htm. (08/23/03) .

9 Edison M, Komar N, Sorhage F.Crow deaths as a sentinel surveillance system for West Nile virus in the northeastern United States [J] .Emerg Infect Dis, 2001, 7: 615-620.

10 Komar N, Panella NA, Burns JE, et al.Serologic evidence for West Nile virus infection in birds in the New York City vicinity during an outbreak in 1999 [J] . Emerg Infect Dis, 2001, 7: 621-623.

11 Rappole JH, Derrickson SR, Hubalek Z.Migrantory birds and spread of West Nile virus in the western hemisphere [J] .Emerg Infect Dis, 2000, 6: 319-328.

12 The arboviruses epidemiology and ecology [M] .Florida: CRC Press.

13 Tasi TF, Popovici F, Cernescu C. West Nile encephalitis in southeastern Romania [J] . Lancet, 1998, 352: 767-771.

14 Platonov AE, Shipulin GA, Shipulina AY, et al.Outbreak of West Nile virus infection, Volgograd region, Russia [J] . Emerg Infect Dis, 1999, 7: 128-132.

15 Nash D, Mostashari F, Fine A, et al.The outbreak of West Nile virus infection in the New York city areas in 1999 [J] .N Engl J Med, 2001, 344: 1807-1814.

16 Chowers MY, Lang R, Nassar F, et al.Clinical characteristics of the West Nile fever outbreak, Israel, 2000 [J] .Emerg Infect Dis, 2001, 7: 675-678.

17 Nash D, Labowitz A, Maldin B, et al.A follow-up study of persons infected with West Nile virus during a 1999 outbreak in the New York city area [M] . San Flancisco: 39th Annual meeting of the infections diseases society of America, 2001.

18 Tardei G, Ruta S, Chitu V, et al. Evaluation of immuneoglobulin M (IgM) and IgG enzyme immu-noassays in serological diagnosis of West Nile virus in-fections [J] . J Clin Microbiol, 2000, 38: 2232-2239.

19 Malan AK, Stipanovich PJ, Martins TB, et al.Detection of IgG and IgM to West Nile virus. Development of an immuneofluorescence assay [J] .Am J Clin Pathol, 2003, 119: 508-515.

20 Jordan I, Briese T, Fischer N, et al. Ribavirin inhibits West Nile virus replication and cytopathic effect in neural cells [J] .J Infect Dis, 2000, 182: 1214-1217.

试题

1. 西尼罗脑炎的近期暴发流行特点可归纳为以下几点 ( )

   A.频频发生在大都市，如美国的纽约、罗马尼亚的布加勒斯特

   B.在人群与马的流行频率增加

   C.脑炎的发病率增加

   D.大量的鸟死亡

2. 简述西尼罗脑炎的治疗方法。

汉坦病毒肺综合征

Hantavirus Pulmonary Syndrome

江佳富　曹务春（军事医学科学院微生物流行研究所　病原微生物生物安全国家重点实验，北京，100071）

Jiang Jia-fu　CAO Wu-chun

汉坦病毒肺综合征（Hantavirus Pulmonary Syndrome, HPS）是一种由新型汉坦病毒（Hantavirus, HV）感染引起的、以急性呼吸衰竭为主要表现的疾病，病原体于1993年被首次确认。1993年，HPS最先在美国西南四角地区（亚利桑那、科罗拉多、新墨西哥和犹他州）爆发流行，接着蔓延至美国内华达、加利福尼亚、佛罗里达、德克萨斯、威斯康星等约31个州。至2002年6月底，已确诊HPS患者318例，总病死率为37%。除美国外，诸多美洲国家也有本病流行和局部暴发。其后几年，德国、南斯拉夫、瑞典和比利时等欧洲国家也有散发病例报告[1,2]。

我国是肾综合征出血热（Hemorrhagic Fever with Renal Syndrome, HFRS）疫区分布最广、发病数最多的国家，每年病例数占全世界总发病数的90%以上。虽然目前国内尚未发现HPS疫情，但由于HV疫源地分布广阔，宿主动物种类繁多，外来宿主动物和病原随人类活动和贸易传入的机会增加，故尚存在发生和传播HPS的潜在威胁，应引起足够重视。

1 HPS的发现简史

1993年5月14日，新墨西哥州某农村一对夫妇突发一种以发热、肌痛、头痛、咳嗽等类似流感为前驱症状，随后迅速出现急性呼吸窘迫综合征（Acute Respiratory Distress Syndrome, ARDS）的疾病，并在5日内先后死亡。5月22日，首例患者的哥嫂也出现类似的疾病。截至7月份，美国四角地区共发现24例类似ARDS症状患者，且多为年轻人，病死率达50%。之后迅速蔓延至美国31个地区。加拿大及玻利维亚、巴西、阿根廷、巴拉圭等南美国家也相继发生流行，造成美洲地区20世纪90年代的新型HV大爆发。美国CDC最先从患者血清中检测到HV的IgM和IgG抗体，并从患者肺等组织中扩增出HV-RNA序列。随后CDC和美国陆军

传染病研究所分别从疫区的鹿鼠（Peromyscus Maniculatus）和HPS患者的肺组织中分离到病毒，并进一步确定为一种新型HV，命名为辛诺柏病毒（Sin Nombre Virus, SNV）[3]，之后又不断地发现了与HPS相关的其他型别HV[1~4]。

随后开展的回顾性研究证实，北美HPS发生历史至少可追溯到1959年犹他州曾发生的1例HPS类似患者，复核检测其血清发现含有特异性抗SNV-IgG抗体。对1978、1983年的两例HPS疑似患者复检尸解组织并进行特异性多克隆抗血清分析，也证明为SNV感染。追溯研究发现：在1993暴发流行之前美国共有HPS类似病例近20例[5]。

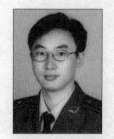

江佳富（1972- ），男，安徽歙县人，病原微生物生物安全国家重点实验室助理研究员，主要研究方向为自然疫源性疾病的流行病学。

2 HPS的病原学

2.1 病毒分离与命名

汉坦病毒隶属布尼亚病毒科（Bunyaviridae），主要血清型有Ⅰ型汉滩型（Hantaan Virus, HTNV）、Ⅱ型汉城型（Seoul Virus, SEOV）、Ⅲ型普马拉型（Puumala Virus, PUUV）、Ⅳ型希望山病毒（Prospect Hill Virus, PHV）等。前3种主要引起欧、亚地区的HFRS；PHV分布于北美，目前引起人类疾病不明[1,2]。HPS的病原体为该属中的新成员，美国CDC采用先接种鹿鼠，传代2次后再转种Vero E6细胞的方法分离到首株HPS病毒。随后美国陆军传染病研究所直接用Vero E6细胞分离病毒获得成功。最早多用分离或查出病毒的地区命名病毒，如Four Corners Virus、Muerto Canyon Virus、Convict Creek Virus等，后统一正式注册为辛诺柏病毒（Sin Nombre Virus, SNV）[3]。之后，人们还发现了其他多个型别的病毒可致HPS，如Black Creek Canal（BCCV），Bayou Virus（BAYV）和Andes Virus（ANDV）等。其中SNV引起的HPS症状较重，分布于美国中西部

及加拿大；BCCV、BAYV和ANDV可引起肾功能损伤，是美国东南部及南美洲地区HPS的主要病原（详见表1）[1, 2, 4]。

2.2 病毒基因及其变异

HPS病毒基因组为负链RNA，分为L、M、S共3个节段，核苷酸序列与PHV最相近（差异为30%），与HTNV及SEOV无交叉中和反应。SNV型病毒3节段基因全长分别为6 562 bp、3 696 bp和2 059 bp。病毒核衣壳蛋白的mRNA具有较长的3'非编码区（约700 bp），但其功能尚不清楚。相比于本属HFRS相关病毒，HPS病毒具有更大的变异，每种HPS相关病毒也存在不同的亚型。其主要宿主为棉鼠科动物，不同HPS病毒与不同的啮齿动物种群之间有着长期特定的联系。从不同地区分离的HPS病毒核苷酸序列变异率为7%～23%，如

NYV、BCCV与BAYV同SNV之间的差异分别为13%、25%和30%[6~8]。另外，来源于同一宿主个体不同组织的SNV甚至也存在差异，如Feuer等发现除了在鹿鼠不同脏器中SNV存在不同变异外，不用时间段采集的血液标本中获得SNV也有一定的变异[7]。

总的来讲，HPS病原体与其主要贮存宿主之间有着协同进化的关联。加上由于病毒基因漂移和转换两种进化动力，其分节段的病毒基因通过重排、重组、缺失或添加以至整个替换，再受到病毒宿主转换的随机性影响和竞争选择压力，造成了HPS病毒三节段进化非同步性和基因多样性。

3 HPS的流行病学

3.1 宿主动物与传染源

表1　HPS 相关病毒主要血清／基因型的宿主动物及其分布

血清／基因型	分布	宿主动物	人类疾病
与棉鼠亚科 Siomodontinae 相关病毒			
Sin Nombre Virus （SNV）	美国中西部、加拿大	Peromyscus Maniculatus	重型HPS
New York Virus	美国东部	P. leucopus	HPS
Limestone Canyon Virus	美国西部	P. boylli	不明
Bayou Virus	美国东南部	Oryzomys palustris	HPS
Black Creek Canal Virus	美国佛罗里达	Sigmodon his pidus	HPS
Muleshoe Virus	美国南部	S. his pidus	不明
Caho Delgadito Virus	委内瑞拉	S. alstoni	不明
Oran Virus	阿根廷西北部	Oligoryzomys longicaudatus	HPS
Lechiguanas Virus	阿根廷中部	O. flavescens	HPS
Andes Virus （ANDV）	阿根廷、智利、乌拉圭	O. longicaudatus	HPS
Bermeio Virus	阿根廷北部	O. chacoensis	HPS
Hu39694 Virus	阿根廷中部	不明	HPS
Pergamino Virus	阿根廷中部	Akodon azarae	不明
Maciel Virus	阿根廷中部	Bolomys obscurus	不明
Laguna Negra Virus （LNV）	巴拉圭、玻利维亚	Calomys laucha	HPS
Araraquara Virus	巴西	B. lasiurus	HPS
Rio Mamore Virus （RMV）	玻利维亚	Oligoryzomys microtis	HPS
	秘鲁	Neacomys spinosus	HPS
Choclo Virus	巴拿马	O. f ulvescens	HPS
Calabazo Virus	巴拿马	Zygodontomys brevicauda	不明
E1 Moro Canyon Virus	美国西部、墨西哥	Reithrodontom ys me galot is	不明
Rio Segundo Virus	哥斯达尼加	R. mexicanus	不明
其他科宿主相关病毒			
Castelo dos Sonhos Virus	巴西	不明	HPS
Juquitiba Virus	巴西	不明	HPS

注：一些未完全了解清楚其特征的病毒种／型的划分尚存在一定的分歧。

鼠类是这种新型HV的宿主，且为隐性感染，本身并不发病，但能从其唾液、尿及粪排出病毒达数月之久，少数可终生携带病毒。表1已显示，不同鼠种所携带病毒的血清／基因型及其分布。如鹿鼠是美国西南及加拿大的SNV主要宿主，棉鼠（Sigmodon Hispidus）主要携带BCCV，白足鼠（P. Leucopus）是NYV型的宿主，喜栖息于住宅建筑的周围。沼泽米鼠喜欢栖息于沟渠及沼泽等水源丰富的地区，是BAYV的贮存宿主。长尾米鼠（Oligryzomys Longicaudatus）携带ANDV，劳查美鼠（Calomys Laucha）、刺毛鼠（Neacomyss Pinosus）、墨西哥收获鼠（Reith-rodontomys Mexicanus）、西方收获鼠（Reithrodonmys Megalotis）和禾鼠（Akadon Azarae）等宿主分别为中、南美洲一些型别HPS病毒的优势宿主。此外，研究者在鹿鼠近缘种（如P. truci和P.boylii）等体内也发现HPS病毒抗体。但除啮齿类动物外，尚未发现其他动物传播人类HPS病毒[1, 2, 4]。其中最主要引起美洲HPS爆发的优势传染源为：鹿鼠和棉鼠[6, 7]。

3.1.1 鹿鼠

鹿鼠是SNV的主要贮存宿主，也是北美分布最广、数量最多的啮齿动物。从墨西哥至加拿大北部任何生物群均有其分布，喜欢栖息于多灌木的干燥地带，也可见于林区及草地。以地面活动为主。主要以种子坚果、槲果及昆虫为食，亦常出入居民住宅觅食。

3.1.2 棉鼠

棉鼠是BCCV的主要贮存宿主。其分布区与鹿鼠的分布不同，但有相当一部分交错重叠。喜栖息于美国东部和南部、墨西哥和中美洲地区有稀疏灌木的草地，棉鼠存在病毒的持续感染，HV抗体阳性率可达17.8%。在美国南部还是Muleshoe型HPS病毒的宿主，但该病毒对人类致病性尚不清楚。

3.2 传播途径

HPS的传播途径主要为动物源性传播。主要通过携带病毒的啮齿动物排泄物形成的气溶胶传播。此外，经破损皮肤粘膜、摄入被污染的水或食物、被啮齿动物咬伤等途径也可能引起感染。阿根廷有报告ANDV可能通过患者血液或其产生的气溶胶、非肠道的污染物、感染性的液滴或性传播，但未能进一步证实[9]。

与HFRS不同的是，未发现HPS存在媒介螨传播和母婴间垂直传播。Woard等检测5位妊娠期HPS患者，2例流产胎儿和3只胎盘未发现存在病毒抗原，3例存活婴儿的血清中也未检测到病毒抗体。最近有报道从野外寄生于啮齿类体表的蜱中分离到BAYV，但尚未发现蜱螨及其他吸血昆虫参与HPS病原体的传播证据[4]。

3.3 易感人群

人群对HPS病毒普遍易感。早期HPS患者多为美国土著人，这可能与土著人生活方式较原始、居室简陋、基本无卫生设施、暴露于啮齿动物的危险性较高有关。但近年来发现白人和美洲人也易患本病。对2 500名高危人群（如与野鼠密切接触的职业人群等）进行调查，发现HV抗体阳性率为0.5%。中、南美洲正常人群中HV抗体阳性率比北美高得多。巴拉圭土著居民HV抗体阳性率则高达40%，阿根廷北部、巴拿马、智利南部农村和巴西Bahia地区的HV抗体阳性率均在13%～17%之间，提示该地区人群暴露于HV的机会高[4]。

3.4 流行特征

3.4.1 地区分布

自1993年确认HPS在美国四角地区流行以来，迄今美国有31个州发现了病例，其中绝大多数病例位于密西西比河以西。加拿大3个西部省份、阿根廷、巴西、巴拉圭（Chaco地区）、玻利维亚、乌拉圭、智利和巴拿马等国家均有本病的局部爆发流行发生。在欧洲，德国、南斯拉夫、瑞典和比利时也有病例报告[1, 2]。

3.4.2 季节分布

本病全年皆可发病，春夏季多发，4～7月为高峰，秋冬季节病例少见。

3.4.3 人群分布

确诊HPS患者中，男、女分别占60%和40%；75%为农民。白人患者占病例总数的75%，印第安人占22%，非洲裔美国人占2%，亚裔美国人占1%；在美国患者多为成年人，而在南美洲儿童患者亦不少见。

3.4.4 影响暴发流行的因素

1993年美洲HPS爆发后，美国启动了一项多学科专业人员参加的HPS流行系统研究，从病原—宿主—生态环境三者的关系方面阐述了一些HV流行的危险因素。结果发现HPS爆发流行与优势宿主动物数量周期性消长密切相关。如四角地区在厄尔尼诺现象影响下，鹿鼠种群密度骤然剧增，最终导致1993年美国HPS的流行。另外还发现七种生物群落是美国HPS感染高危地区，其中较高的是杜松森林群落和大盆地沙漠灌木丛[7, 10]。1997年智利HPS暴发也与上年暖冬导致长尾小米鼠的大量繁殖有关[4]。

4 发病机制

肺毛细血管内皮细胞是HPS病毒感染的主要靶细胞，这些内皮细胞被损伤导致肺毛细血管通透性增加，血管通透性增加使大量血浆外渗，进入肺间质和肺泡，引起非心源性肺水肿，这是HPS发病最可能的病理生理机制。最近的研究发现整合素β3的抗体能抑制HPS病毒进入人的脐静脉内皮细胞和VeroE6细胞，因此整合素β3可能是HV在内皮细胞和血小板上的受体，HV通过该受体进入内皮细胞和血小板从而引起一系列病理生理改变。Fedman等研究发现SNV感染6~8日后，80%的患者内皮细胞病毒抗原阳性，患者血清中一些细胞因子如干扰素、肿瘤坏死因子、白细胞介素等因子也明显升高，这些细胞因子也是HPS感染后引起血管通透性增加，导致肺水肿的重要因素之一。研究还发现HPS患者CD8和CD4淋巴细胞克隆株能识别不同分离株中HV的高保守区域，有些能识别有靶细胞表达而遗传距离较远的病毒株，因此认为T细胞表位介导的交叉反应在HPS的发病中可能起着较重要的作用[4]。

5 临床表现[4, 11]

5.1 潜伏期迄今尚不清楚。根据个别病例的病史推测约为1~2周（9~34日）。

5.2 HPS病程分为前驱期、心肺期、恢复期三期。

5.2.1 前驱期：HPS发病多急骤，有畏冷、发热、肌痛、头痛、乏力等中毒症状，亦可伴有恶心、呕吐、腹痛、腹泻等胃肠症状。少数患者可有咳嗽。发热一般为38℃~40℃。前驱期的症状无特异性，很难与流感及无菌性胸膜炎等热性病相区别，但HPS常无喉痛、鼻炎和假性脑膜炎的表现。

5.2.2 心肺期：病程以发热、缺氧和低血压为主要特征。多数在发病2~3天后，患者出现干咳，迅速发展成

非心源性肺水肿引起的呼吸功能不全及血流动力学改变。迅即出现呼吸困难，心率增快，有严重低氧血症，肺部可闻及粗大或细小湿啰音。部分患者出现胸腔积液或心包积液。重症患者可出现低血压、休克、窦性心动过缓或心动过速、心律紊乱等；仅少数患者发现有睑结膜充血、球结膜水肿、皮肤粘膜出血点或出血斑。

5.2.3 恢复期：部分病例经急救对症治疗，氧合及血液动力学功能改善，临床症状好转，很快进入恢复期，恢复后无后遗症。但预后较差，病死率高达50%~78%。

6 实验室检查

6.1 血、尿常规：血液浓缩，红细胞和血红蛋白升高。早期中性粒细胞可升高，伴核左移，以后淋巴细胞升高，可以出现免疫母细胞型细胞。血小板减少及血循环中免疫细胞增多。碳酸盐降低、乳酸脱氢酶高为其主要特点。有肾损害者可出现尿蛋白和显微镜血尿。

6.2 血液生化与血气分析：肝功能ALT、AST可升高，LDH和肌苷激酶常明显升高，可有低蛋白血症。少数患者有代谢性酸中毒。动脉血氧分压低于7.98 kPa。

6.3 凝血功能检查：可出现活性部分凝血酶时间和凝血酶原时间延长。少数患者纤维蛋白降解物升高。

6.4 病原学检查：IgG抗体一般在发病后第7天出现。RT-PCR法能检出患者血清、血浆或单个核细胞中的病毒RNA。恢复期病人血液中病毒RNA一般不能检出。

6.5 X线胸片检查：可见双肺间质浸润影或者间质和肺泡均出现浸润影。部分患者能看到胸腔积液和心包积液。

6.6 支气管镜检查：气道正常，没有支气管内粘膜损害。少数气道可见红斑，气管内吸出物做总蛋白、白蛋白及LDH测定，均明显增高，甚至超过血清水平。

6.7 肺动脉导管检查：肺动脉楔状压正常或偏低，心脏指数明显减低，符合非心源性肺水肿的血流动力学改变。

7 诊断与鉴别诊断

HPS的诊断主要是根据临床呼吸窘迫综合征和上述检查结果。确诊依靠病原学检出HPS病毒的特异性抗体

或RNA。发病早期需注意与流感、肺炎、钩端螺旋体病、肺鼠疫、军团菌肺炎、土拉热、Q热等相鉴别。如：肺鼠疫常见有淋巴结肿大，血痰，胸片可见散在性浸润灶，而HPS一般无此症状。军团菌肺炎患者无肌痛现象。患者咳嗽、咳痰、胸片呈局灶性浸润，与HPS迥异。Q热临床表现有发热，但无咳嗽或呼吸道症状，体检约50%病例有肝、脾肿大，X射线胸片可有间质性肺炎表现。绝大多数患者可自愈。HPS与败血症、钩体病的临床鉴别，主要依据败血症的早期感染病灶，钩体病的来势凶猛、早期口鼻涌血等症状予以鉴别[4]。

8 治疗[4, 11]

8.1 一般对症治疗

HPS病情进展迅速，对临床拟诊病例应对呼吸、心率和血压等情况应认真加强监护和对症支持治疗。低血压休克者应积极补充血容量，补充后血压仍不能维持者注意纠正酸中毒，必要时给予血管活性药物。

8.2抗病毒与免疫疗法：临床上，病毒唑对早期HPS疗效不明显。

8.3针对急性呼吸衰竭疗法：应及时给氧，若病情加重或吸氧无效，应改用机械通气，直至临床症状好转。近年Crowleg报告对早期病人进行体外膜氧合（ECMO）是一种有益的治疗手段。

8.4针对毛细血管通透性改变的糖皮质激素疗法，从而减轻肺间质的水肿以及渗出，但应早期、足量、短期使用，以免产生严重的激素副作用。

9 预防

消灭传染源、防制杀灭宿主动物、保护易感人群、接种疫苗、注意个人卫生防护卫生和减少对鼠污染物的暴露为常规的有效预防方法。

10 结语

20世纪末，HPS作为一种新发传染病在美洲爆发，我国至今未发现HPS病例，HPS病毒感染的实验研究尚未更好地开展，但我国作为出血热的高发国家，应该高度警惕该病传入我国的可能。因此引进实验诊断相关试剂，建立快速检测手段，加强国境的动物检疫工作和疫源地的监测是发现、预防和控制HPS在我国发生的前提保障。另外，加强卫生战线工作者对本病的认识和了解也具有重要的意义。

参考文献

1 Schmaljohn CS, Hjelle B.Hantaviruses：a global disease problem[J].Emerg Infect Dis, 1997, 3：95-104.

2 Simmons JH, Riley LK. Hantaviruses：an overview [J].Comparative Med, 2002, 52：97-110.

3 Well RM, Young J, Williams RJ, et al. Hantavirus transmission in the United State[J]. Emerg Infect Disease, 1997, 3：361-365.

4 唐家琪.自然疫源性疾病[M]. 北京：科学出版社, 1995. 94-131.

5 Parisi MD, Enria DA, Pini NC, et al Retrospective detection of clinical infections caused by hantavirus in Argentina[J]. Medicina (Buenos Aires) , 1996, 56 (1)：113-117.

6 Monroe MC, Morzunov SP, Johnson AM.Genetic diversity and distribution of Peromyscus-borne hantaviruses in North America[J]. Emerg Infect Dis, 1999, 5：75-86.

7 Kuenzi AJ, Morrison ML, Swann DE9.A Longitudinal Study of Sin Nombre Virus Prevalence in Rodents, Southeastern Arizona[J]. Emerg Infect Dis, 1995, 1：64.

8 Johnson AM, de Souza LT, Ferreira IB et al. Genetic investigation of novel hantaviruses causing fatal HPS in Brazil[J]. J Med Virol, 1999, 9：527-535.

9 Vitek CR, Breiman RF, Ksiazek TG, et al. Evidence against person to person transmission of hantavirus to health care workers[J].Clin Infect Dis, 1996, 22：18-24.

10 Engelthaler DM, Mosley DG, Cheek JE, et al. Climatic and environmental patterns associated with hantavirus pulmonary syndrome, Four Corners Region, United States[J].Emerg infect Dis, 1999, 5 (1)：87.

11 李应光, 郝立宪, 邱静.汉坦病毒肺综合征的临床研究近况[J]. 国外医学流行病学传染病学分册, 1998, 25：211-214.

试 题

1．HPS病程分为_____、_____、_____三期。

2．简述HPS的治疗方法。

猴痘

Monkey Pox

刘运喜　曹务春（军事医学科学院微生物流行病研究所　病原微生物生物安全国家重点实验室，北京，100071）
LIU Yun-xi　CAO Wu-chun

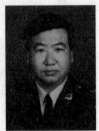

刘运喜（1965-），男，山东鱼台人，研究员，研究方向：虫媒流行病学。山东大学公共卫生学院硕士研究生导师，第三军医大学兼职副教授，济南军区流行病专业组副组长。

猴痘（Monkey Pox）是一种类似天花的热性发疹疾病，称为猴天花，又因在猴中首先发现的，故称为猴痘。猴痘是由猴痘病毒（Monkey Pox Virus）引起的一种发生于非洲中西部热带雨林的较罕见的急性传染病，也是一种人畜共患病。该病传染性强，病死率为1%~10%，其中尤以儿童感染者的死亡率最高。虽然自1970年以来猴痘在人类社会存在已有30多年的历史，但在2003年以前的32年中，猴痘病毒主要活跃在非洲中西部的热带雨林地区。2003年5月在美国中西部威斯康星州、伊利诺斯州和印第安纳州接连爆发人类猴痘，并迅速扩散至7个州[1~3]。西半球首次爆发猴痘意味着对人类具有感染力和致病性的猴痘病毒已经从非洲扩散开，并蔓延到北美洲，这种情况已引起世界各国有关部门的高度重视和密切关注。虽然我国至今尚无猴痘的报道，但因国际交往频繁，需要警惕，也需要了解猴痘这一方面的知识，本文简要地介绍本病的流行病学及其预防研究概况。

1　病原学[4, 5]

猴痘病毒属于正痘病毒科，与人类的天花病毒、牛痘病毒、痘苗病毒，以及动物的兔痘病毒、小鼠传染性脱脚病病毒、水牛痘病毒、骆驼痘病毒、马痘病毒同属。痘病毒具有独特的形态结构，电镜下为砖形（正痘病毒），长200~250 nm，一个两边凹陷的核心，两个侧体分别位于凹陷内，核心是DNA和蛋白质组成核蛋白复合体，紧贴核心周围，其间充填着可溶性蛋白。猴痘病毒在理化特性上介于天花病毒和痘苗病毒之间。对乙醚干燥有较强抵抗力，但易被氯仿、甲醇和福尔马林灭活。56℃加热30分钟，也易使其灭活。于4℃和-70℃均可长期保持活力，-20℃的保存期较短。

各种猴类，包括狒狒和猩猩，均易感染猴痘病毒，狒狒似乎更易感，幼猴可能发生重复感染而死亡，死亡率为3%~50%。猩猩的症状轻重不一。病初体温升高，

7~14天内出现皮疹。皮疹多而散在，直径1~4mm，分布于脸部、口腔粘膜、躯干、臀部和四肢，通常最多出现于手掌和脚掌上。丘疹迅速变为水疱和脓疱，最后干涸结痂。取病变部作组织学检查，可见上皮细胞变性、网状内皮细胞增生和炎性细胞浸润，并在感染细胞内见到大量的小型嗜酸性胞浆内包涵体，尤其是在病变边缘部分的上皮细胞内，其量更多，偶亦可见核内包涵体。

给猴类动物作皮内、皮下和肌肉内接种，均可使其感染发病，并产生中和抗体、血凝抑制抗体和补体结合抗体。皮内接种家兔，接种部出现出血性病变，并发展为坏死性溃疡。猴痘病毒易在家兔连续传代。脑内接种未离乳仔鼠，可以使其发生致死性脑膜脑炎，并于4天内死亡。

2　人间猴痘的流行概况

在2003年4月以前，人间猴痘仅分布于中、西非热带雨林地区的部分国家，它们是：刚果民主共和国、喀麦隆、尼日利亚、加蓬、加纳、塞拉利昂、象牙海岸、中非共和国和利比里亚。自2003年5月开始，在美国的威斯康星、印第安纳和伊利诺利等州也先后发现有人间猴痘病例。除此之外，其他国家或地区未见有人间猴痘报告[6]。

猴痘病毒是1958年在欧洲丹麦首都哥本哈根一个实验室的猴子身上首次发现的。此后在北美和欧洲的实验室的猴群中暴发9次猴痘。最近一次暴发是1968年在巴黎，从塞拉利昂用船运输黑猩猩时发生的。在那时该病一直被认为是只局限于猴中。在1964年和1965年，鹿特丹动物园发生猴痘的流行，被认为可能是南美的食蚁兽在运输途中被感染的。

1970年非洲国家刚果民主共和国报告了世界上首例人间猴痘病例。然而，猴痘病毒是何时开始在非洲的动物中流行，又是何时传播到人类中间，至今还不清楚。自1970年全球第1例人间猴痘报告之后，喀麦隆、尼日

利亚和象牙海岸等非洲国家也相继报告有人间猴痘病例。至1980年，已有中西非6个国家报道57个病例，其中80%发生在刚果民主共和国，其余11个病例发生在利比里亚（4例），尼日利亚（2例），喀麦隆（2例），科特迪瓦和塞拉利昂（各1例）。大多病例发生在热带雨林的小村庄中，只有3例发生在超过5000居民的村庄里。猴痘在刚果民主共和国高发的原因可解释为非洲中西部超过50%的热带雨林都属于刚果民主共和国。

1970~1986年间，前述几个中西非国家一共报告人间猴痘404例，平均每年报告25例，绝大多数病例为15岁以下的少年儿童。这可能与全世界消灭天花后，少年儿童不再接种天花疫苗使体内缺乏对猴痘病毒的免疫力有关。在对这些猴痘病例进行流行病学调查时发现，有72%的病人是由于接触了患病动物而被感染的；有28%的病人可能是由于接触了猴痘病人而染病。据刚果民主共和国报告，该国发生过几起猴痘经人一人的传播，其中有1起可能传了4代。在未接种过牛痘苗的家庭接触者当中，人间猴痘的续发率为12.3%，其他人群的续发率仅为3.3%。

1987~1992年间，非洲有3个国家共报告人间猴痘14例，其中加蓬8例；刚果民主共和国5例；喀麦隆1例，均系儿童患者，其余非洲国家未见有关人间猴痘的疫情资料报告。1992年后未见人间猴痘报告，也可能有病例而未报告。

1996年2月~1997年10月，刚果民主共和国爆发人间猴痘流行，共报告确诊病人511例，这可能是猴痘病毒在人群中最大的1次爆发流行。在对这次爆发进行流行病学调查时发现，有22%的病人接触过有病的动物，其余则与接触猴痘病人有关。与以往人间猴痘的流行情况相比较，在此次爆发中，经人传人而感染的比例明显增加，这可能是由于天花被消灭之后停止接种牛痘使人群缺乏免疫力的个体增加之故。

2001年刚果民主共和国发生7例痘疹病流行，经过电镜、病毒分离和PCR检测，证明为猴痘流行，两次共16例，死亡4例。两次均为猴痘和水痘同时流行[7, 8]。

2003年4月，正当SARS病毒在地球的东方闹得沸沸扬扬的时候，猴痘病毒也悄悄地越海跨洋入侵美国。5月16日美国威斯康星州出现首例猴痘病人，6月7日美国CDC宣布美国中西部威斯康星、伊利诺伊和印第安纳3个州发现有人间猴痘病例，到6月11日，共发现可疑和确诊的猴痘病毒感染者54例。流行病调查显示，此次出现在美国的猴痘病毒源于从非洲进口的啮齿动物。2003年4月9日来自非洲加纳的一批啮齿动物被带入美国，这些动物约有800只，在调查中分别自1只冈比亚大鼠（Gambian Giant Pouched Rats）、3只榛睡鼠（Muscardinus Avellanarius）和2只条纹松鼠（Menetes Berdmorei）身上检出猴痘病毒。这些感染了猴痘病毒的非洲动物随后将病毒传染给当地作为宠物销售的草原犬鼠（Prairie Dog，又称土拨鼠），草原犬鼠又将病毒传染给人，从而导致了此次人间猴痘在美国的流行[9]。

以上是全球人间猴痘的流行概况。从人间猴痘30多年的流行史来看，猴痘病毒的毒力远不如天花病毒的强大，因而猴痘给人类造成的危害也不如天花那样可怕。然而，令人担忧的是，如果猴痘病毒在人体内发生变异而出现象天花病毒那样或者比天花病毒毒力更强的毒株，那么，人类将可能面临更加可怕的灾难。此外，猴痘与天花比较，最重要的差异在于，猴痘是人兽共患传染病，猴痘病毒在自然界拥有广泛的动物宿主，而天花病毒的唯一宿主是人。人类经过艰苦卓绝的不懈努力，最终消灭了天花。但是，人类要消灭猴痘就不容易了。随着缺乏免疫力的人口不断增长，人类感染猴痘的频率将会进一步增加，猴痘病毒的活动范围可能扩大，所以，人类同猴痘的斗争将是长期的、艰苦的，有时甚至可能要付出高昂的代价[10]。

3 流行病学特征[11~13]

3.1 地理分布

已证实发生人猴痘的国家，主要在非洲中部西部热带雨林地带，以刚果民主共和国发病最多，还有如喀麦隆、尼日利亚、利比里亚、科特迪瓦、塞拉利昂、加蓬和加纳等国家。2003年美国也发生流行，由非洲传去的。动物猴痘发生的地区比较广泛，除非洲外，欧洲和北美也有发生。

3.2 性别和年龄

发病者以青少年和儿童较多。根据非洲1976~1997年患者统计，15岁以下占80%；根据美国2003年患者32例统计，6~18岁占34%，19~51岁占66%；女：男=1.5：1.7，男女性别无显著性差异。

3.3 动物宿主

猴痘病毒在动物中普遍存在，栖息于非洲中西部热带雨林的猴子和松鼠是猴痘病毒主要的自然宿主。宿主动物、感染动物、猴痘病人是本病的传染源。已从黑猩猩、冈比亚鼠、草原犬鼠、肯尼亚长尾猴、短肢猴、西非松鼠、库氏非洲松鼠、红腿太阳松鼠、条纹松鼠、榛睡鼠、羚羊、非洲象、野猪、豪猪、穿山甲、食蚁兽、鸟类等动物中检测到病毒或抗体。其中2种重要的宿主动物介绍如下。

3.3.1 草原犬鼠：又名土拨鼠、草原土拨鼠，英文名Prairie Dog，拉丁名Cynomys sp。草原犬鼠原产地为北美洲，其个体与野兔相似，身披黄褐色的绒毛，鼠身长约30 cm，尾长约8 cm，体色由黄色到褐色，体型矮胖，配上短短的尾巴。草原犬鼠是目前美国中西部平原上常见的野生啮齿动物，近几年在美国宠物市场上行情看好，从野外捕捉的草原犬鼠不仅销往全国各州，还出口到比利时、捷克、意大利、日本、荷兰和西班牙等国家。

3.3.2 冈比亚巨鼠：又称冈比亚硕鼠、冈比亚大鼠，英文名为Gambian Giant Pouched Rats，拉丁名为Cricetomys sp。冈比亚巨鼠分布于非洲的大部分地区。体型硕大，成年鼠体长（连尾）可达50~100 cm，寿命为5~8年，体重可达2.3~3.7 kg。一般5月龄即性成熟，母鼠孕期为30~32天，一胎产1~5只小鼠，幼鼠22日龄时可睁开眼，6~7周龄可断奶。

3.4 传播途径

猴痘主要经接触传播。如果人被感染猴痘的动物咬伤，或接触感染猴痘动物的血液、体液或皮疹（皮屑、痂皮、脓液等），经破损皮肤或粘膜，就可能感染猴痘。在长期面对面接触期间，或接触患者的体液，或受这种病毒污染的物品（如卧具或衣服等），猴痘可以在人与人之间传播。人与人的传播被认为主要是通过直接接触和呼吸道气溶胶传播。呼吸道传播尽管罕见，但确有猴痘病毒在医院传播的报道。从天花有明确描述的空气传播途径来推断，不能排除猴痘病毒可以通过空气传播，尤其是在有咳嗽的患者时，更应考虑呼吸道传播的可能性。

3.5 易感人群

凡未患过猴痘或未经有效接种牛痘疫苗者均易感染猴痘，病愈后病人可获终身免疫。猴痘感染者的增加可能与停止接种天花疫苗有关，注射了天花疫苗的人，

对于猴痘有一定的预防能力，但不能肯定可以完全抵抗猴痘的入侵。

4 临床表现与发病机理

本病临床表现酷似天花。潜伏期一般为10~14天。（1）前驱期：1~2天。起病急骤，表现为发热、乏力、头痛、肌痛、背痛、全身不适、食欲减退、咽炎、干咳、结合膜炎和肺功能衰竭等。90%的病例有单侧性或双侧性机体淋巴结肿大。（2）出疹期：于发热后1~4天出疹，类似天花；出疹1~2天后，疹子遍布全身。皮疹散在，离心分布，直径为0.5~1.0 cm。典型的人类猴痘的痘疱主要集中于脸部、手臂及腿、手掌和足底、口腔粘膜。舌和生殖器也可累及。皮疹表现为斑疹、丘疹、疱疹和脓疱，中心凹陷如脐。同一部位，疹态同一，恰好与水痘相反。皮肤损害不到25处者为轻型，25~99者为中型，100处以上者为重型，一般以中型为主。种过天花疫苗出疹较轻。（3）结痂期：疱疹形成后数天，皮疹渐渐干瘪、结痂，病后2~4周脱落，约半数遗留瘢痕。

关于此病的发病机理报道甚少。皮肤的病理改变为基底层和棘细胞层水肿、变性与坏死，汗腺导管口的内皮细胞中可见类似于瓜尼埃体的小体，真皮层次毛细血管扩张、水肿和周围血管细胞浸润。此等变化与天花出疹期的皮肤病理改变很相似。

5 美国CDC人猴痘病例诊断标准（临时）[11]

5.1 临床表现

皮疹（斑疹、丘疹，疱疹或脓疱；全身或局部；离散或集蔟）；其他体征和症状：体温≥37.4℃、头痛、背痛、淋巴结症状、喉痛、咳嗽、呼吸急促。

5.2 流行病学

（1）接触过2003年4月15日或以后进口的有病症的哺乳动物类宠物（如：结膜炎，呼吸系统症候，和/或皮疹）；（2）接触过进口的有或没有临床病症的哺乳动物类宠物，但该哺乳动物类宠物曾接触过人或哺乳动物类宠物猴痘病例；（3）接触过疑似、可能或确诊的人类病例。

5.3 实验室检查

（1）培养分离出猴痘病毒；（2）PCR检测临床标本证实有猴痘病毒DNA；（3）在证实未接触过其他正

痘病毒时，电镜显示有与正痘病毒形态一致的病毒存在；（4）在证实未接触过其他正痘病毒时，免疫组织化学实验显示组织内存在正痘病毒。

5.4 病例分类

5.4.1 疑似病例：（1）流行病学资料有一项符合；（2）有皮疹或有两项或两项以上其他体征和症状。

5.4.2 可能病例：（1）流行病学资料有一项符合；（2）有皮疹和两项或两项以上其他体征和症状。

5.4.3 确诊病例：（1）一项流行病学资料符合；（2）有皮疹和两项或两项以上其他体征和症状；（3）一项实验室检查结果为阳性。

　　注释：接触——包括拥有宠物，曾抚摸、照顾过宠物，去过宠物店、兽医诊所或宠物批发商处。进口哺乳动物类宠物——包括草原犬鼠、冈比亚硕鼠、松鼠。接触过其他进口或非进口的哺乳动物类宠物按照病例具体情况定。判定依据应包括接触过有猴痘或有猴痘临床病症的哺乳动物。哺乳动物类宠物之间的接触——包括被养在养有患猴痘动物的设施内，或该设施内有曾被养在有患猴痘动物设施内的动物。

6 治疗与预防[12, 13]

　　目前，猴痘没有特异治疗方法，主要为对症支持治疗。休息，补充水分和营养；加强护理，保持眼、鼻、口腔及皮肤清洁；可用抗生素防止继发性感染。据美国学者研究显示："猴痘"似乎对广谱抗病毒药物"西多福韦（Cidofovir）"敏感。猴痘病程约为2~4周，在此期间患者应严格隔离至痘痂脱净。

　　猴痘的预防原则主要是避免接触带有病毒的动物。加强感染动物的管理和隔离。野生动物为本病的储存宿主和传染源，严禁由国外输入，确实有必要时，应进行严格检疫，证明无病无感染时，方可引进。国内应禁止个人饲养、捕捉和食用野生动物，更不准作为宠物饲养。动物园饲养的动物，应进行全面检疫，如发现有病或有感染，应即全部杀死。

　　接种天花疫苗可达到保护人和动物不受猴痘病毒感染的目的。据最新美国报道，接种天花疫苗能够让大约85%的人对猴痘病毒产生免疫力。如与感染动物或疑似病例、可能病例、确诊病例有过接触的人员应采取应急（接触后4天内）接种天花疫苗，接种后10~14日体内可出现保护性抗体，1月后抗体效价达到高峰，即获

得对猴痘的免疫力。但近来的接种情况表明，天花疫苗还存在一些副作用，可引起极少数人发生心脏瓣膜炎，在接种时应引起医护人员的注意。

参考文献

1　Langkop CW, Austin MSPH C.Multistate outbreak of monkeypox—Illinois, Indiana, Kansas, Missouri, Ohio, and Wisconsin [J].MMWR, 2003, 52 (24)：261.
2　杨文.美国猴痘的爆发和控制[J].中国医学论坛报, 2003, 3：26.
3　范学工, 应若素.美国猴痘爆发的思索[J].热带病与寄生虫学, 2003, 1：65—67.
4　刘光洲, 陈智.人类病毒性疾病[M].北京：人民卫生出版社, 2002.
5　殷震, 刘景华.痘病毒科动物病毒学[M].北京：科技出版社, 1997.
6　景怀奇.刚果民主共和国Kassai的人类猴痘[J].疾病控制, 1998, 13 (4)：396—398.
7　Meyer H, Perrichot M, Stemmler M, et al.Outbreaks of disease suspected of being due to human monkeypox virus infection in the Democratic Republic of Congo in 2001[J].J Clin Microbiol, 2002, 40 (8)：2919—2921.
8　Hutin YJ, William RJ, Malfait P, et al.Outbreak of human monkeypox, Democratic Republic of Congo, 1996 to 1997 [J].Emerg Infect Dis, 2001, 3：434—438.
9　Langkop CW, Austin MSPH C. Multistate outbreak of monkeypoxIllinois, Indiana, Kansas, Missouri, Ohio, and Wisconsin, 2003[J]. MMWR, 2003, 52 (24)：261.
10　Stephenson J. Monkeypox outbreak：a reminder of emerging infectious vulnerabilities[J].JAMA, 2003, 290：23—24.
11　刘建忠, 关淳, 秦琳.猴痘的流行现状及口岸控制策略[J].口岸卫生控制, 2003, 8 (5)：28—31.
12　于恩庶.警惕猴痘的蔓延[J].中国人兽共患病杂志, 2003, 19 (5)：5—10.
13　刘水渠.关于人类猴痘[J].浙江临床医学, 2004, 6 (12)：1025—1026.

学习提纲

1.掌握猴痘的主要流行病学特征及临床表现和诊断.
2.熟悉人间猴痘的流行历史、治疗与预防措施.
3.了解猴痘的病原学和实验室诊断方法.

试题

1.　猴痘的实验室检查包括（　　）
　　A.培养分离出猴痘病毒
　　B.PCR检测临床标本证实有猴痘病毒DNA
　　C.在证实未接触过其他正痘病毒时，电镜显示有与正痘病毒形态一致的病毒存在
　　D.在证实未接触过其他正痘病毒时，免疫组织化学实验显示组织内存在正痘病毒
2.　简述猴痘的治疗方法.

第二篇

态度/素质篇　公共卫生

PUBLIC HEALTH

t r a i n i n g   m a t e r i a l

新公共卫生与后医学时代

New Era of Public Health and Medicine

梁浩材（中山大学北校区公共卫生学院，广州，510080）

LIANG Hao-cai

梁浩材（1929-）男，广东人，中山大学公共卫生学院教授，卫生部政策与管理专家委员会委员，研究方向：社会医学和卫生管理学、行为医学和健康教育学、社会卫生服务。

我国医疗卫生改革中出现的种种问题，很大程度上是由于理念的贫乏或贫乏的理念，致使我国医学落后于时代。与时俱进、观念创新是现代管理科学的热门话题，科学发展观是指引我国全面建设小康社会的理念。新公共卫生和后医学时代的理念，将指引我国的医学发展和卫生改革与国际接轨，跟上时代。

1 后医学时代

近20年来，WHO的言论值得关注，兹列举如下主要观念：（1）未来死亡率的下降，大部分靠非卫生部门的努力；（2）防治心脑血管病，与其说要靠传统的医学技术不如说要靠政治行动（指社会行动）；（3）防治癌症，要靠社会和行为措施；（4）医生应成为改变人类行为的工程师；（5）实现人人享有卫生保健（HFA）需人人为健康（AFH）；（6）我们应将健康置于全球发展议程的中心；（7）健康是强大经济发展的首要资源，增进健康是消除居民贫困的首要战略；（8）教育是决定健康状况的关键因素，卫生是教育状况的决定因素；（9）1美元投资于健康可获得6美元的回报；（10）疾病的危险因素的干预，须通过医院、社区健康中心或其外延服务来实现，须建立亲近顾客（Close to Client）体制。

美国卫生部长1979年"健康的人民"报告提出三个"自毁"，即自毁于自己创造的环境污染、生活方式习惯行为和容许有害的社会条件继续存在。美国学者提出20世纪50年代以后进入了"生活方式时代"，见图1。

英国卫生部长1997年在议会上的报告认为，健康促进是上游战略。

理念转变无疑带来服务体制、功能、内容和方法的转变。20~30年前发达国家已逐步把医院办成"健康中心"或"行为医学中心"等。日本把医院当作健康产业，既治病人，又做体检，还把病人的健康教育列为常规，医生与社区居民亲近接触，成为居民的好友，为居民每月上一次健康教育课。香港的荃安医院由院长、护士和厨师带40多名医院常客到郊外素食旅游，教他们做不同式样的素食以减少冠心病的危险因素。我国天津、上海的医院逐步实现整体转型和功能转变，由三级向两级转变（少数大型综合性医院、专科医院和多数社区医院）；北京不少医院也办体检中心，引导群众健康消费；浙江省还提出"健康强省"的目标；北大深圳医院按"一体两翼"经营模式，其中健康产业为一翼，取得巨大的经济效益和社会效益。

上述重要的理念和实际的转变，从深层次看，正在自发地实现了医学时代向后医学时代的转变，并逐步自觉地实现此转变。该转变涉及到医院的建筑、布局到医院科室的建立，运行机制的改革等。如建成绿色医院划分不同通道以保护各类病人的隐私；设心理咨询科以缓解病人的压力；建立人才淘汰机制保证人才高素质；建立电子健康咨询服务系统；医护人员深入社区以了解居民"三维"健康需求，使服务更人性化等。医学时代与后医学时代的区别，见表1。

后医学时代拓宽了医学的社会功能，继承和发扬了医学时代的成果，提升了医学的社会价值，实现医学与社会经济发展的互动作用（WHO认为是真理）。投资于健康，使个人和社会生产力提高，已成为国际社会的共识。

2 新公共卫生

1986年在加拿大渥太华通过的《健康促进宪章》提

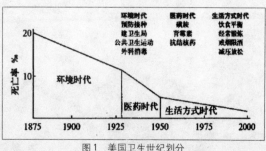

图1 美国卫生世纪划分

出用健康促进来对付新公共卫生问题。同年，英国利物浦市提出建立健康城市和健康社区计划，总结经验出版《新公共卫生》一书，倡导以社区为方向的新公共卫生服务。加拿大多伦多市已建成全球首个健康城市。目前全球有数百个城市正在创建，包括我国的京、沪、海口、保定、重庆和苏州等。

新公共卫生的提出不是偶然的，英国认为健康服务的重点应当变化（见图2），因为不良生活方式和行为，以及环境恶化和不良的社会卫生问题已成为威胁人类健康的主要问题，如上述美国卫生部长提出的三个"自毁"，以及现代社会很多出于无奈的社会行为问题，或称"压力"，都成为主要致病因素，影响人们的躯体、心理和社会健康。个人方面有升学、就业、恋爱、梦想、奋斗、价值、爱好、睡眠、休闲、网瘾、防黄赌毒等问题；家庭方面有经济、代沟、设计、谋划、婚丧、病痛、赡养、亲子和夫妻关系等问题；工作方面有压力、出差、会议、进度、汇报、绩效、晋升、下岗、退休、同伴和领导关系等问题；人际方面有应酬、竞争、攻击、嫉妒、宴请、派对、礼节、烟酒、眼神、牌桌等问题。这些压力催人早衰。社会行为环境致病模式见图3。

当今，不少医生，不适应后医学时代的形势和需求，如"心病"常作"体病"医，缺乏精神医学培养，以人为本的人文科学理念不足，对1/4有忧郁、焦虑症状的就诊患者不察觉，诊断率仅为5.7%。由于心理卫生知识和服务不足，使我国自杀率居世界前列，心理行为问题研究不够，儿童青少年行为问题不断攀升（如网瘾），对个人和社会都产生不良影响。医院的医患关系紧张，医生对病人存在恩赐观念，不能平等待人，不顾病人的心理和社会需求，口头上以病人为中心，行动上以医务人员为中心，更有甚者，以钱为中心，多开药物和多做检查，医德医风欠佳，病人的满意率不高，反应不好。

美国提出到2010年重点解决10个卫生问题，即体育活动、超重肥胖、吸烟、酗酒、吸毒、不安全性行为、伤害和暴力、精神卫生、环境保护、免疫接种和享受医疗服务。日本也制订了21世纪9个卫生目标，即营养饮食、体力活动、休闲和精神卫生、吸烟、酗酒、口腔健康、糖尿病、循环系统疾病和癌症。上述问题反映出后

表1	医学时代与后医学时代的区别	
	医学时代	后医学时代
时间	<20世纪上半叶	>20世纪下半叶
致病因素	理化生物因素为主	行为社会环境因素为主
致病类型	传染病，营养不良性疾病为主	慢性退行性疾病为主
应对方法	医疗，预防	行为干预
医患关系	医生权威性较大	医患平等，朋友关系
卫生部门的作用	主要靠卫生部门努力	主要靠非卫生部门努力
医学模式	生物，医学模式为主导	生物－心理－社会医学模式主导
服务类型	药物，手术，消毒，灭虫等	健康教育和健康促进

医学时代面临的主要公共卫生问题，它们引起慢性非传染病和新的传染病，如艾滋病、禽流感等，防治这些病不能单靠卫生部门的努力（吴英恺院士认为，防治高血压要用卫生部门内外参与的"两个统一战线"）。必须由政府主导、社会各界参与才能取胜（如SARS的防治），即使血吸虫病、结核病等的防治，也要用此模式才能生效。而更重要的是采用健康促进战略，提高全民健康知识和意识，自觉改变不良生活方式和行为。根据医科院报道，我国70%的病是"吃"出来的；"嗜"出来的病也有1/3，如防癌专家认为30%癌症与吸烟有关；还有"坐"出来的病，美国公共卫生学会上世纪80年代命名为"久坐综合征（Sedendary Syndrom）"。据WHO报道全球每年有200多万人因久坐而早逝，有

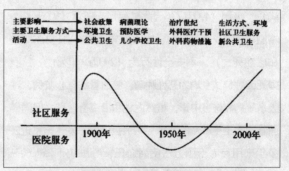

图2 英国健康服务重点变化

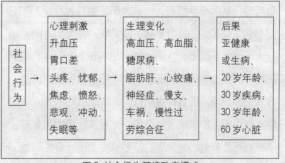

图3 社会行为环境致病模式

70%的人因久坐而生各种病；伤害是我国第5位死因，占死因10%，是现代化过程又一新问题；互联网综合征、电视综合征等，都是现代社会的新公共卫生问题。社会现代化过程产生的负面影响应引起高度关注，如禽流感病毒在100多年前已发现，用现代方法大批饲养禽类，接触自然太少，免疫力下降，而更易流行。人类也如此，体力活动少，整天与电脑、电视打交道，接受辐射，削弱了机体的免疫功能，社会免疫力也因竞争激烈而下降。深圳特区报形容该市居民是20岁的年龄、30岁的身体、40岁的疾病，劝告人们勿把青春作健康赌注。中华医学会会长钟南山院士语出惊人："轻伤要下火线，以便早期发现疾病"。难怪德国《世界医学五千年史》的作者文兹指出"平衡一下这个技术时代中不断增长的、被谴责的、日益反常的现代人生活方式"。

新公共卫生问题不能用传统的医学模式来解决。我国坚持体育锻炼者不到15%；中年知识分子10年前平均死亡年龄为58岁，目前降到53岁；亚健康人群比例占人口的72%。老年性疾病年轻化，全国有1.6亿人患高血压，2亿人超重，600万人患肥胖病。北京市高血脂病人占27.96%，脂肪肝病人占20.31%，40%儿童超重。WHO公布（2003）人类主要健康问题顺位为高血压（占死亡13%）、胆固醇过高（引起18%的心血管病）、吸烟（490万/年因此早死）、超重（300万）、嗜酒（180万/年死亡）、室内烟雾污染（引起22%肺癌和癌症死亡）、不安全性行为（290万/年死亡）。我国死因顺位城乡均为恶性肿瘤、脑血管病、心脏病、呼吸系统病和伤害中毒。虽然内地和沿海有区别，但同样面临两次卫生革命的双重疾病负担任务。发达国家近20多年来用行为干预方法使高血压、心脏病下降40%～50%。美国自20世纪70年代以来，启动降高血压、高血脂活动，从中小学抓起，培训教师，编写教材，30年后冠心病下降60%、脑血管病下降75%。后医学时代使用行为干预效果明显，我国这些病却不断上升，并非缺乏药物，而是理念和体制落后，前者指不重视健康促进、行为干预战略，后者指短期行为，缺乏战略眼光。我国婴儿死亡率近20年来下降很慢，比很多发展中国家差，孕产妇死亡率也如此。当前，要解决上述社会性问题，包括艾滋病防治、血吸虫病的防治，都须有战略眼光，

进行艰巨的行为干预，从观念上、体制上解决问题。正如WHO提倡的须Reorient（转变观念）和Reshape（转变服务模式），以便与时俱进，跟上时代。

3 有为才有位

2005年初笔者提出"新公共卫生与后医学时代"，5月在全国医院健康教育会议上，得到全国医师协会会长、中国健康教育协会会长殷大奎会长的认可。这个理念涉及医学、卫生管理和医学教育等各个领域，包括健康教育、社区卫生服务、医院管理、妇幼保健、慢性病防治、管理体制、机制和医学各学科领域等全方位的改革和创新。有人反映，后医学时代观念"超前"，其实是落后了。因为我们已经面临后医学时代和新公共卫生的大量问题，不过没有提升到从理念上认识而已。如要贯彻科学发展观，使医疗卫生与社会经济协调发展。政府主导，各非卫生部门参与，发动群众，增加健康投资，以免在若干年后慢性病大量增加，达到国家经济难以承受的地步。专家估计，我国每年治疗慢性疾病耗费2 000亿，如果用1%的经费加强社区健康教育和健康促进，像美国那样进行系统的行为干预，将大大减少这部分耗资。

思路决定出路，有为才有位。当美国人口迅速老化之始，哈佛大学公共卫生学院肖庆伦教授提出退休前实行养老保险计划，受到三届美国总统接纳。上海市为创建健康城市，在政府领导下，制订150多个指标，分解到各有关部门，从8个方面（环境、食品、社区、生活、婚育、体育、校园和精神文明）干预人们的社会行为，使平均寿命在2004年为80.29岁，达到中等发达国家水平。WHO认为，加强预防行为干预，穷国人均寿命可延长10年，富国也可延长5年。

党的十六大提出"全民族健康素质的明显提高"目标，全国医务人员应进一步解放思想，与时俱进，理念创新，奋发有为，在各自的领域内贯彻新公共卫生和后医学时代理念，为全面建设小康社会多做贡献！

试题

1. 三个"自毁"是指_____、_____和_____。

医生是要重视医德的
The Doctor Should Pay Attention to Medical Ethics

吴阶平
WU Jie-ping

作为医生，是要重视医德的！但是不是能够真正做到医德高尚、医术精湛呢？这点并不是很简单。因为一个重要问题是，我们不能拿自己的愿望来做标准，而是要从病人的角度来看一看，看你做得怎么样。

1 医生要把病人和自己搁在同等位置

我认为作为医生一个很重要的问题是，不能自己认为自己怎么样就怎么样，需要病人认为怎么样才能怎么样。因此，我们要把医生和病人的位置摆好。医生当然责任重大，这责任重大在哪儿呢？不仅自己的意见正确，就能够得到病人的同意，因为许多事情是与医生的事没有直接联系的，但医生都要去解决。譬如说，这个病人病了，他需要请假，单位是不是同意他请假？请假有没有限制？他是不是必须与家里人隔离？是不是对别人有影响？是不是有遗传因素？这些都是有可能的，需要医生过问。还有的是病人自己的问题。我是外科医生出身的，我说要手术，病人老是说他怕手术，怕痛，或者说怕经济负担太重。经济负担太重是另外一件事，那要看怎么解决了。等他说完第二句话呢，我说谁也不愿意做手术，可是你要知道病比手术可怕得多，手术再可怕，能治病，因为怕手术而不治，那你的病就更坏了。所以说这些问题说起来简单，但是很重要，不能简单处理。

当然，医生首先要把病人和自己搁在同等的地位，不要以为你是医生，你的地位就比他高。举个例子说，很多地方，到医疗室以后，医生当中一坐，病人在旁边坐着甚至站着，我就看不舒服，怎么你在当中坐着，他就在旁边坐着呢？这个好象是非常无关紧要的事，但实际上，这关系到医生怎样对待病人，你跟自己的病人地位怎么样。

2 医生要讲服务艺术

说服务艺术，不说服务技术，是因为我们不仅要有精湛的医术，还要有医德，医德里实际上也包括了一个服务艺术。什么叫服务艺术呢？譬如说，讲话也是医生的一门学问，医生如果不会讲话是不行的。要懂得怎么和病人说话，也就是说，我们说话要因人而异，跟张三说，跟李四说，说法是不一样的。有的人以为这样不对，以为你跟张三这么说，跟李四那么说，是对他有看法，跟不同的人说不同的话。其实，对任何一个人说话都是因人而异的，你跟一个文盲说话，与跟一个有一定知识的人说话一样吗？这当然不一样！人嘛，就要有这个特点。作为医生，你说话更要注意，要特别小心，这个我也有经验。譬如说，给人看病前我就要问他，你在哪些地方看过，那个医生怎么对你说的，这些我都得问他，因为你不要随便说出跟别人意见有不一样的地方的话，但是又要说出你是对的话。否则有的时候你说的很起劲儿，他这个病是什么道理，应该用什么样的治疗方法。他却说，我在那个医生那看过，这个办法他早就说了，我也用了，没用。这就给你否定了。其实，他在别处看过，我只要问他，以前的医生是怎样讲你的病的，你先掌握主动权，不使病人彷徨、不知道怎么办好。所以要有不同的意见，我总是采取这种办法，问病人能不能把那个医生告诉我，我跟他联系，两人商量商量。这样做，本质上医生并不是保护自己，也不是保护对方，而是保护病人。

怎么样才能够做好医生呢？要从多方面来严格要求自己，这点是决不能客气的，不但要提高自己的学术水平，也要提高你的讲话水平。医生如果不知道讲话是医生的一个必要工具，用它来取得病人的信任，那你就放弃了个很重要的问题。

作者简介

吴阶平（1917-），男，全国人大常委会副委员长，中国科学院、中国工程院两院院士，著名医学家。

医生最重要的事情是为人民服务，要懂得人。这一点本来是很清楚的，你是在为人服务嘛。可是有些人并不懂人，这听起来很奇怪。因为人有两种，一种是生物学上的人，一种是社会学上的人，其实，没有生物学上的人，因为每个人都有社会属性，是社会学上的人。举个例子说，同卵双生，应该是完全一样的，最相似的，人相似，体态相似，爱好也相似，然而慢慢长大以后，两人就不一样了，他们社会属性不一样，有人喜欢这个，有人喜欢那个，这就是人的特点。人的特点应该是非常非常重要的，因为每个人都是在社会上，都要懂得他是社会上的人。大家对心理作用有什么看法？心理作用应该本来就有的，当然有的，你是社会上的人，不同的人有不同的心理作用。我们有时用药，尤其是人们对中医理解的不是很多的时候，病好了，有人不说是中医效果好，而说是心理作用，心里头好了，就是好啊。这是客观存在。我们谁都知道，病人相信医生还是不相信医生，那效果是会不一样的。同样的药，相信医生的用效果就好，不相信医生的用效果就没这么好， 这就是心理作用。这也是客观存在，你就得能够用这个心理作用，能够很好地为病人服务，使他相信你，这样病人的效果就好。不管中国还是外国，都有一个毛病，说治病，给人治病去了。从来就是如此。 这句话错了，你是去治一个有病的人，治病别忘了人。所以这一点，中医也是比较好的，他始终重视那个人。虽然治病并不只是重视心理作用，但是心理作用是不能否定的。心理作用好象是贬低效果的话，病人觉得好，那就好。其实不然，哪怕病人是晚期肿瘤，心理上觉得有希望，心理作用在支撑他，你不能去打击他。所以说医生说话难，既要说真话，又要考虑效果，在讲话、用词上，要很有学问。

3 医生要不断提高自己的服务水平

有的临床医生，就是做一天和尚撞一天钟，不思进取。一个人完成医学院学习，毕业后经过三、五年的实践锻炼，他的发展基础可以说是有了，但他的发展与以往差别不大。同样一个同年毕业的，一起做实习医生，做完几年后，你看他们俩的差别却很大。问题在于，一个人就善于提高自己，一个人就不善于提高自己。其实，不思进取的人很快就会落后于时代了。医生的工作关系到病人的健康，这是非常重要的事情，所以呢，医生是要很能体会病人的，医生的工作要战战兢兢，如临深渊，如覆薄冰！有时虽然你已经很认真了，可是你还是出错了， 错了病人就要受害。因此要提高服务水平，尽量避免出错。

我再说说我自己，我的体会是：错，我就对病人承认错，不但承认错，我还跟我的下属，跟我的其他主治医生或者是住院医生说我做错了。比如说从前有一个阶段对乳糜尿病人，有一个治疗方法是要把肾蒂上的淋巴管给结扎掉，以后它就可以没有了，这确实是有效的，当然，有的也不一定。要想把这个肾蒂弄清楚，那就比肾切除难得多，必须把肾拉的很紧，看乳糜管一点点拉。说实际的例子，是几十年前的事了，但记忆犹新，仍然忘不了。有一个病人，我把他的那个肾动脉拉的紧，一拉就把肾动脉拉断了。那个时候，还没有做血管吻合的手术，那只能把肾拿下来，他就牺牲了一个肾。我下来不但对我的同事说，而且我跟病人也说了，我今天错了，我把一个肾给取消了。我是觉得我把自己的错告诉我底下的同事，是帮助他们少犯错，我对病人承认我做错了，是自觉的。我当然不止一次这么做，都得到病人的谅解了。病人对你的判断不是对你的一时、一件事来判断，他觉得你向来都是很认真的，那你对他说的话，他就相信了。我还记得有一个很有名的地质学家，他人很胖，也是个乳糜尿，我就把他的肾给拉断了，拉断以后，大出血，后来止住了。止住后，把肾拿掉了，我就老老实实地告诉他，他家属也没说什么。如果说，家属要告我，那我就承认，是我错了。那么这也是一个技术事故，不是一个责任事故。当然，是不是技术事故，要让人家来判断。

大家可能也知道，法国有名的科学家路易•巴士德，他就有一句话：机遇偏爱有准备的"头脑"。你头脑有准备，就等于能抓住机遇。所谓有头脑，有准备，就是视而见，你看见了；听而闻，你听到了；实际上，这确实存在的，你也注意到了。你视而不见，听而不闻，没往脑子里去，这当然不行。这说起来是很实在的问题，也没提高到什么学术水平，可是这关系到一个人的进展。再有一点，医生，其实对任何人都是这样，要善于总结经验教训。哪一个人没有经验？哪一个人没有教训？关键在于你能不能很好地总结经验教训。说到这一点，我也有体会，总结就是把这件事综合起来考虑一下。总结经验里头，最重要的不是说你是回来再想，我这对了没有？错在哪？对在哪？其实，总结是在开始这件事之前想想。这句话是重要的，大家不一定能熟悉这句话，我想说一说。比如，这件事情怎么做，跟你最早的思想有关系，你打算这么做，就是你还没做，就已经有打算了。有人说没打算，就是没有很好地考虑，就是按习惯，过去这么做，现在还这么做。因为你没想这么做，实际上你的习惯让你按老一套方法就这么顺着走了，这样你就找不到最原始的想法了，你就很难改进。凡事要能够很好想一想，事先没有好好想一想，没有很好地总结经验教训，还没有得知出毛病地方在哪儿，你下次还是没想那个问题，就会一错再错。这个问题不知道说清没有，作为医生是应该注意的，尤其是年轻的同志，要能够很好地给予考虑，有帮助。

医生啊，真正面对病人最多的是临床医生，包括护理人员，也可以叫做临床工作者。临床医生有提高自己工作能力的最好的机会，因为实践多，今天看一个、明天看十个、二十个病人，都是在给你学习的机会，这是难得的机会。譬如病人的病情发展与医生的想法不合，这样的情况一般来说不多，但肯定存在。有时候，病人的自然发展过程，过了两三个月，与医生当初的想法不一样。如果你回想一下，可能觉得原来自己这么做错了。有很多人从来就没有想过这一点，也没有想出错的原因，是你当初错了，对病人后来的问题判断失误。有一位跟我学泌尿科的徒弟，他已经是教授了。有一次，住院医生对这个教授说：某某教授，这个病人是这样的，你原来说的情况不是。他不是说："我错了。"他却说："病人怎么会是这样的呢？"认为病人没符合他的想法。这是个生动的例子，我是有的放矢说这个事情。还有，泌尿科医生都知道，实际上嗜铬细胞瘤不是肾的问题，是肾上腺的问题，可能从我们那时起，都已经把肾上腺问题作为泌尿科领域了。一个很有名的教授的孩子跟我学泌尿科，开始学做所谓嗜铬细胞瘤。做嗜铬细胞瘤手术是很危险的，把瘤一拿掉，病人血管就放松，就出血了，病人当时血压高，血管收缩，因为细胞瘤的作用，一拿掉，就坏了，当时一个是用药来调整放松血管的，一个是马上要补充血液。血压高却补充血液，这好象是违反了一般原则，但是具体情况就是如此。

在临床问题上，过去我也写过很多文章，讲过很多，觉得我们做临床要实践、思考、学习三者相结合。实践是第一位的，你说你有知识，知识没有实践过，那只能是知识，只有通过实践，才能得到解决实际问题的能力。必须把实践放第一位。可以说实践是把知识变为技能，就可以提高一步。学习，学习人家的经验，学习他怎么做。他怎么做的，如果你一点也没实践，他的经验对你还只能是知识，对你还是没有用。所以要把知识变为技能，实践才是第一。学习也很重要，学习得到的还是知识，不实践，变成不了自己的才能。这其中中间环节是思考。思考，我们老祖宗孔夫子说：学而不思则罔，（就是说）学习不去想就会茫茫然，糊里糊涂，思而不学则怠，（就是说）你尽是想不去学着做，就会完全失败。所以这些问题都是有它根据的，都是从中西方面思考的，都有帮助。

最后我想说点实际的，我不说具体那就不实际。医生考虑问题要尽量周到些。譬如说从前唇裂，豁嘴，不是要补吗？本来是小孩子时越早做的越好，旧社会小孩子没人管，等到成人了，再给他做，做过后，病人的家属本来是千恩万谢，我当时就默认不错。过了半年，他思想变了，他跟镇上的人比，说仍不如镇上的人漂亮。

我认为临床工作对医生的个人发展是有广阔前

途的。临床医生如果把病人的需要搁第一位，做好服务工作，这时，你还能够发展。最后再说一个病例，很早时，1974年，我看见一个病很像细胞瘤，可是手术时，没看见细胞瘤，只是两边有些增生，肾上腺有些增生，后来就把这个增生一边拿掉了，一边没敢拿。那时侯没敢多拿肾上腺，肾上腺两边都拿掉，病人就要死的。当时没有这个技术，所以一边拿掉，一边留一大半，使得生命能维持。拿下来以后，给病理医生诊断，也很奇妙，叫嗜铬细胞瘤增生，像嗜铬细胞瘤，病理上却是增生，这样我们就确立了这样一个病，肾上腺髓质增生。具体情况我就不说了。这个特殊的病例是我们先发现的。

所以说临床的工作，既是为病人服务，又是医生的一个很好的学习机会，能够在为病人服务的过程中，提高自己的能力，同时在学术上也有很大推进。

试　题

1. 成为一个医德高尚、医术精湛的医生需要（　　）

　　A. 把病人和自己搁在同等位置

　　B. 讲究服务艺术

　　C. 不断提高自己的服务水平

　　D. 以上均需要

2. 医生的工作要"战战兢兢、_____、_____"！

学习为病人服务的艺术

Learn the Art Which Serves for the Patients

吴阶平

WU Jie—ping

作者简介
吴阶平 (1917—)，男，全国人大常委会副委员长，中国科学院、中国工程院两院院士，著名医学家。

做一个好医生要有高尚的医德、精湛的医术和艺术的服务。三者缺一不可，三者都是无止境的。前两者早为大家所认识，医生必须以此要求自己。对艺术的服务却很少有人提到，似乎有了为病人服务的精神，自然就会服务好。其实不然，艺术的服务当然要以极端负责的精神为基础，但是能否服务好，只靠愿望是不够的。医生的服务对象是一个个具体的人，即使患同样的疾病，他们的体验、愿望、担心各不相同，都受各自文化素质、性格、家庭、生活习惯、经历等的影响，他们对疾病、诊疗等有不同的理解、不同的心理状态。医生对病人的一般反应固然要理解，还应力求自己在服务中适应具体对象的特点。医生的一言一行无时不在影响病人，医生观察病人的同时，病人也在观察分析医生。对此，医生必须自觉，因为病人对医生的信任程度直接影响医疗效果。医生不注意病人的言谈表情，不仅失去了了解病人的机会，而且也降低了病人对自己的信任。我感到有些医生，包括资历较深的医生，并不注意提高自己为病人服务的能力。毕业后刚刚步入临床时如能注意到提高服务能力的重要性，便可早日养成许多良好的工作习惯。实际上，对病人服务好很不容易。

学习为病人服务只能在服务过程中学，除此别无他法。40年代我做住院医生、主治医生时有几件事给我很深的印象，使我体会到懂得病人的话并不容易，让病人懂得医生的话也不容易。在这里，我写下其中的一些事供大家参考。

40年代结核病很流行，当时还没有抗结核病的药物，只能从多方面来提高病人的抵抗力，帮助恢复，休息、营养成了最主要的治疗方法。脊椎结核最基本的治疗就是长期躺在石膏床上，使病人脊椎得到最好的休息，并且防止因脊椎被破坏而椎体出现压缩性骨折，压迫脊髓造成截瘫。躺石膏床往往要以年计算，一刻都不能离开，大小便也只能在不改变体位的状况下进行。1943年我在骨科门诊见到一位因胸椎结核而发生截瘫的病人。这个病人三个月前曾来医院诊查，当时并无截瘫。经治医生做出正确诊断并当天就为他做了石膏床。这个病人是一位职员，有一定文化水平。我觉得很奇怪，为什么他用了石膏床，这样快就出现截瘫。我问他上次来医院，医生是怎么说的，他说："医生说是脊椎结核，要躺石膏床。"我说："你做石膏床了吗？"他说："做了。"我又问："你用石膏床了吗？"他说："我用了。"听了这些，我已经准备结束我的问话，这时他却接着说："我每天晚上都躺在上面。"这样，一切都明白了，他天天晚上都躺在石膏床上，白天则行动自由。就病人来说，床是晚上睡觉用的，并未说白天也要躺在上面。医生以为病人听懂了自己的话，其实病人并未理解。这个例子虽然比较特殊，但类似的情况却并不罕见。例如，热水坐浴对慢性前列腺炎有较好的疗效。我诊查病人后准备建议他用热水坐浴之前，总是先问他："你试过热水坐浴吗？"有一部分病人说用过；但当问他"你是怎样做热水坐浴的？"却很少有人能做出正确回答。我详细向他介绍：用什么样的盆、用多少水、怎样不断加热水、为什么不能用浴盆及洗热水浴代替等等。大多数病人正确应用热水坐浴之后能在一星期左右解除原来的病状。如果医务人员不讲清楚应用细节，当然不会见效，不但病人得不到益处，而且医生也跟着做出"热水坐浴无效"的错误结论。

五十年代初期我在泌尿科门诊经常见到性功能障碍的男病人。过去对性功能障碍的知识很少，在实践和阅读中逐渐提高了认识。我体会到不论是器质性或功能性所造成的性功能障碍，心理因素总占有重要地位，因此取得病人的信任比其他病的患者更为重要。对这类病人要十分认真，肯于用时间和他交谈、检查。在门诊遇到这类病人时，我先征求他的意见，可否等我诊查其他病人之后再看他，以便有更多的时间交谈；并向他建议如果他的妻子可以来，最好一起谈谈，他可在等候的时间里把妻子接来。对此，病人一般都欣然接受。我认为区分器质性或功能性障碍时必须避免主观，认真从事，这样做也增加了病人对医生的信任，暗示治疗可以产生更好的作用。以上各点都是大家熟知的，我重复这些主要是为了说明一个教训。对于功能性患者，我主要依靠说明实际情况、增强信心、解除顾虑来达到治疗目的，总的来说效果是较好的。我一般不主张用药，但有时又不得不借助药物来增强心理治疗的作用。有一次在顺利进行检查、交谈，病人心理状态达到比较满意程度的时候，我提出试用某一药物。所得的回答是："这种药我用多了，一点效果都没有。"我如当头一棒，所做的心理准备完全失效了。从此，我更重视了解病人已经用过的药物、他对药物的看法、其他医生做过什么诊断、建议什么治疗办法等等。这不仅限于性功能障碍病人，也适用于所有病况比较复杂或者曾经跑过许多医院的病人。为病人服务必须了解病人，并不断总结经验教训。

我想有经验的医生都会有自己的例子，何不大家谈谈，为青年医生提供参考，"吃一堑，长一智"非常重要，但不善于接受教训的情况并不少见，更不要说借别人之堑长自己之智了。

我自己住过多次医院，为伤、病接受过多次手术治疗和非手术治疗，这对我作为一个外科医生很有好处，能够更好体会病人的心情和负担。我在住院期间曾同多位医生谈过在治疗中自己的感受，他们也都认为确有许多医疗中的问题，医生应该懂得，但却并不懂，甚至不知道有这样的问题存在。为病人服务是一门艺术，只有多和病人接触、交谈，才能逐渐掌握。

试 题

一个好医生要有 _____、_____ 和艺术的服务三者缺一不可，三者永无止境。

要做一名合格的医生

Be a Qualified Doctor

翁心植（北京红十字朝阳医院北京呼吸疾病研究所　100020）

WENG Xin-zhi

作者简介

翁心植（1919-），男，中国工程院院士，内科学专家。

　　我做临床工作已六十余年，对怎么做个合格的医生略有体会，写出来供大家参考。医学是一门实践性很强的自然科学，因为它的服务对象是人，所以也是一门人文科学。一名合格的医生原则上讲应是医德高、医术精的医生。

1　具体在医德医风上的几个方面

1.1　要重视仪表举止和谈吐：一名合格医生应该讲卫生，重仪表；男医生头发长了要理，胡子长了要剃；白大衣脏了要及时换。保持外貌整洁，衣饰端庄。和病人谈话时要亲切诚恳，态度和蔼，平易近人。这样才能赢得病人的信任，病人才会把自己的健康和生命托付给他。反之，若医生头发太长，满脸胡子，穿着脏工作服，态度谈吐生硬，如不尊称病人，对门诊病人简称几号，对住院病人简称床位号，这是对病人不尊重的表现，这样的医生很难得到病人的信任。对女医生的要求相似，女医生不宜过分打扮，像个影星或模特儿。

1.2　要有全心全意为病人服务的理念：处理问题要站在病人的立场上，设身处地的为病人着想。把自己的医术、情感全部倾注于病人。不但考虑及时做出正确的诊断和治疗，还要尽力减少病人的经济负担。不怕苦和累，以苦为乐。病人需要召之即来。不计较工作时间的长短。不像目前有的医生强调八小时工作制，延长一点工作时间就要求补休或金钱的补偿。值班时病人的病情突变需要医生诊断时，不肯起床，只口头指示诊治意见。在市场经济占主导地位的情况下，各行各业均可能出现行业不正之风。医务界的不正之风包括接受甚至索取"红包"，开"大处方"，向厂家索取回扣，申请做不必要的价值昂贵的特殊检查等。合格的医生应远离这些行业不正之风，廉洁行医。

1.3　要尊重病人的知情权和隐私权：在未获得知情同意的情况下，不拿病人做试验和试用新药；不将病人的隐私作为闲谈资料。

1.4　不仅要注意躯体疾病的诊治，更要重视心理疾病的诊治：我国实行年老离退休制度后，离退休人员的生活发生了很大变化，若不安排好老年退休生活，容易患老年抑郁症，重者有自杀趋向。医生们若不重视目前医学模式的改变，忽视了老年抑郁症发病率的增加，未予以心理及药物治疗，往往造成病人自杀的悲剧。若能早期发现这种心理疾病，及时予以心理治疗并对症用药，就可避免自杀的悲剧。

1.5　医生的职责不仅是诊治疾病，更重要的是预防疾病的发生：要积极参加科普工作，推广保健知识，定期给病人做体格检查，注射预防针；认识亚健康状态，增强"不治已病治未病"的意识。医学已从单纯生物医学模式转变到今天的社会－心理－生物医学模式。研究表明有60%～70%的人处于没有疾病却感觉不健康的"第三状态"。

1.6　医生对病人要一视同仁：不论其社会地位高低、贫富、与自己关系的亲疏均应平等对待，除老残危重病人外，一般应按来诊先后的次序诊视。应避免病人痛恨的看病插队现象。

1.7　要时时想到病人将健康、生命的重托交负给我们：诊治病人时要"如临深渊，如履薄冰"般的谨慎细心，决不可粗心大意。张孝骞把"戒慎、恐惧"作为座右铭，对每一例病人都有惶惑不安的恐惧感，都要戒慎，谨小慎微，反复考虑，力戒马虎从事，因而发生难于补救的医疗差错事故。

1.8　医生要学法、知法、用法、守法：在我国进入民主法制社会之际，合格的医生必须恪守"执业医师法"、"计划生育法"、"医疗事故处理条例"

等法律法规，将其作为行为准则及规范。

1.9 要有组织团队工作的能力：壮大医疗队伍，集体做出成绩。

1.10 为人要真、诚、信：要抱着"多思己过，少谈人非"的态度处理同事关系，搞好团结。

2 医疗技术方面的要求

2.1 要重视并熟练掌握基本功：医学基本功包括病历采取、体格检查、一般实验室及辅助检查技术，在必要时运用新技术来确定诊断，没有单一新技术可以替代全面的病历采取。目前有些医生甚至不会用听诊器，只靠生化检查、超声、CT等新技术的检查结果来确定诊断。

2.2 要不断接受继续教育：医学进步很快，医生要赶上形势，必须不断通过阅读文献，参加各种学术会议和培训班来取得新知识。积极参加医学研究，争取有所发现、发明、有所创新，保持医学的不断前进。

2.3 要在博学基础上深入一个专业，切忌过早专业化，养成片面性：医生对社会应负有责任：遇有天灾（如地震、洪水、传染病大流行）、人祸（集体食物中毒、工伤事故）要闻风而动，急赴现场，参加救援队进行抢救，并积极参加爱国卫生运动。

做人、做事、做学问

Conduct Oneself、Do Things and Engage in Scholarship

裘法祖（华中科技大学同济医学院附属同济医学院，武汉，430030）

QIU Fa-zu

作者简介

裘法祖(1914-)，男，中国科学院院士，外科学专家.

我毕业从医已经66年了，我常扪心自问，杏林行走66载，是否让每一个经过我诊治的病人感到温暖，是否做到了想病人之所想，急病人之所急。我深感自己做得还很不够，在我66年的外科生涯中，有差错、有失误，深夜不能入眠的时候常使我惭愧和不安。早年读春秋《左传》时，记得有一句话"太上立德，其次立功，其次立言。"立德就是做人，立功就是做事，立言就是做学问。我们做医生的，是做学问的，但是做人是最起码的要求。因此我常常思索如何做人、做事和做学问的道理。

1 如何做人

如何做人？这个问题很难回答，只能靠自己去感悟、去思考。最近我读了两篇文章，一篇是周恩来总理的外交秘书李慎之先生写的《做学问首先要做人》；另一篇是北京积水潭医院手外科韦加宁医生的讲稿《最重要的是做人》。两篇文章读后感受甚深，思考了好久，更感到要做一个医生，一个好医生，首先应做一个好人。什么是好人，就是要诚实、正直，要谦虚、本分，要关心别人胜于关心自己，要成为一个胸襟开阔的人。

第一，要做诚实的人。去年我遇到两件事情，使我很不平静。一件是我院的一位硕士研究生，带着一封倍加称赞的推荐信去我的母校上海同济大学同济医学院就职。但他工作甚差，表现不好，一查询那封推荐信是假的，是他自己写的。当然，他也就此被辞退。另一件是某院的一位医生，在德国进修后写了一篇论文，去年在我院院刊（英文版）发表。论文的第一作者是他本人，另两位是德国人（导师和一位医生）。由于投稿时附有这两位德国人的两封信，同意发表，当然，我院院刊编辑部就刊出了。今年，被这两位德国作者发现，不同意

他发表此论文，因为研究工作不是他一个人做的。我们再查询，发现这两封德国作者同意发表的信是假的，是他自己写的，并代签名的。现在德国作者坚持要他以英文、德文两种文字在我院院刊（英文版）公开道歉，并要求取消此论文。中国有句老话："要想人不知，除非己莫为。"做了不诚实的事，迟早会出问题。

我在2004年11月15日人民日报读到一篇短评：著名物理学家、诺贝尔奖获得者丁肇中在南京航空航天大学作学术报告时，有同学提了三个问题，丁肇中连说三个"不知道"，所谓"三问三不知"，这让在场的所有同学意外，但却赢得全场热烈的掌声。还有，世界三大男高音之一，帕瓦罗蒂在一个大型演唱会进行到高潮之际，突然停顿下来。当时举座哗然，帕瓦罗蒂却坦诚地说自己忘记歌词，请大家原谅，结果全场爆发出热烈掌声。古语有云："知之为知之，不知为不知，是知也"；知道就是知道，不知道就是不知道。这种坦然和诚实，是每个医生或每个科学家应该具备的、不可或缺的品德。我一直认为，最老实、最诚实的人，是最聪明的人。

第二，要做谦虚的人。有的人从国外回来或获得博士学位，我相信他在某个专业的某个领域做了很多有成效的工作。但他在其他方面缺少知识，比如说临床处理不同病情的病人方面，还需要多多请教别人。孔夫子有句话："三人行，必有我师"；还有句话："不耻下问"。我已90多岁，对计算机、纳米技术、细胞因子、基因等新技术、新理论都不太懂了，我总是请教我的研究生，我并没有因此掉面子，相反，他们更加尊重我。现在，有的年轻人学成回国，自以为高人一等，遇到有点不愉快或目的未达到，就拿架子，甚至扬言要走人，这是

极不可取的。做了一个外科医生，或获得了一个博士学位，不要以为高人一等了。想一想，一个司机、一个电工，如果他们有机会学医，也会成为一个很好的外科医生。

第三，要尊重他人，尊敬老师。尊重人是相互的，要想别人尊重你，你就必须先尊重别人。要尊敬老师，理由很简单，因为每一个人都要老的。你不尊敬你的老师，等你老了，你的学生也不会尊敬你的。韦加宁医生在他写的《最重要的是做人》一文中说："每一个医生都有他光辉灿烂的事业顶峰，也都会有他衰老退休的时期。如何对待退休的老师？他们已无力和你争什么，至少在你的心底，应该给他留一块尊重的领地。"这句话是何等深刻，何等高尚！

第四，要做宽容的人。要团结人，要能原谅别人不足的地方。要胸襟开阔，与人为善，特别是做了一个科室领导或上级医生，更要注意做到这一点。

2 如何做事

这里说的做事，就是应该如何做医生，特别是做外科医生。1939 年，我在德国慕尼黑大学医院开始了我的外科生涯。在我做外科工作一年以后，我的导师才允许我做第一个阑尾炎手术。记得我做第三个阑尾炎切除手术时，病人是一位中年妇女，手术后第五天这位女病人突然死去。尽管尸体解剖没有发现手术方面有什么问题，但我的导师盯住我的目光严肃而冷峻。他对我说"她（死者）是一个四个孩子的妈妈"！66年前的这一句话深深地印在我的记忆中，始终在教育我，并影响我66年外科生涯中的作风和态度。1947年，我远渡重洋回国从医，在上海工作时，一位女老师来就诊。10年前她有过一次剖腹手术，从此常发生消化不良、便秘，还经常腹痛。我反复检查她的腹部（当时还没有超声检查），摸到一个成人拳头大的包块，决定为她做手术。打开腹部后的所见使我大吃一惊，原来是一条手术用的布巾，缩成一团，被肠襻牢牢包裹着。这异物在腹腔留置竟达10年之久！这位女老师在恢复健

康后亲笔书写了一张横幅"生枯起朽"，非常高兴地送给我。当然，这样的事件虽属罕见，但也说明了一个问题，那就是医生在工作中只要有一点疏忽，就会造成病人多年的痛苦，甚至终身残疾。我想，如果这位病人是主刀医生的亲人，手术完毕后他一定会非常仔细地反复检查腹腔，惟恐遗留异物。要知道，一个病人愿意在全身麻醉失去知觉的状态下，让医生在他（她）的肉体上动刀，这是对医生寄予多么大的信任呀！病人对医生的高度信任，理应赢得医生以亲人的态度相待！

医生的态度，即使只是片言只字，都会严重影响病人的情绪和生活。记得20年前，一位银行女职员哭着来找我，说她患了不治之症 ——"甲状腺癌"。这是某医院门诊一位外科医生草率作出的诊断。当天，她全家四口人相抱大哭，通宵达旦。我仔细询问她的病史，又检查了她的颈部，认为她患的是一种病毒感染所致的亚急性甲状腺炎。经过药物治疗，3 周后甲状腺肿消退了，症状也消失了。病人全家自然庆幸不已。这件事说明：如果医生不假思索地、轻率地下了一个错误诊断，就会引起病人和他（她）全家人的悲痛。医生的一言一语应该何等谨慎呀！医生要做到"急病人之所急"已经很不容易，再要做到"想病人之所想"则更困难。记得在"文化大革命"期间，我被安排到门诊工作。有一次，一位老妇人来门诊就诊，说她肚子不适好久了。我询问了病史，再让她躺下，又仔细按摸检查她的腹部。检查后她紧紧握住我的手，久久不放，说"你真是一位好医生。我去了六七家医院，从来没有一个医生按摸检查过我的肚子。你是第一个为我做检查的医生"。这几句话给我的印象极深。我想，像这样一项每一个医生都应该做的简单的常规检查，竟会对病人产生这样巨大的安慰。这说明我们很多医生没有去想：病人在想什么？还有一次，一位儿科老医生患了十二指肠溃疡，来找我会诊。我看到X线片上十二指肠球部有一龛影，诊断已经很明确，就不再给他作腹部检查。这位老医生回去后说"我很失望，裘医生虽然说了治疗意见，但没有摸一下我的肚子"。这又使我想到，一个医生有

了病会有这种想法，那么，一个普通病人有这种想法就更能理解了。

30年前的一个星期天，我到汉口中山大道一家很大的国营钟表店去修理手表。我问一位值班的女同志："这只手表摇起来有响声，请看一看，好吗？"她将它摇了一摇，立刻就还给我，说"无法修理，没有零件"。我小心地重复了一句"请你打开来看一看"，她很不耐烦地白了我一眼，说"能走就行了，没有零件"。我再问，她再也不理我了。我只得到对面的另一家大的钟表店去试一试，遇到了一位男同志，但得到的是类似的答复、类似的态度。这时，我偶然发现了这家店的另一角落里，坐着老胡同志，他是我的病人，也是这家店的职工。我立刻走了过去，请他查一查这只手表摇起来响声的原因。他打开手表背面的盖子，发现一个螺丝松脱了。他将螺丝旋到原位上，手表就这样修好了。我很高兴，但又很生气，用手指着说"那位同志说无法修理，连看一看也不愿意，我要去责问他"。老胡同志忽然大笑起来，说"裘医生，算了，算了！还不是和你们医生看病一样吗？"我听了这句话，禁不住有点面红耳赤，打个哈哈，道谢而别。几十年来，我一直记住了这句话"还不是和你们医生看病一样吗？"这句话深深地启发了我，使我的心情久久平静不下来。

我从事外科工作已经 66年了，在这66年中看到了、听到了不少在医疗工作中发生的差错，甚至事故。我姑且不谈这些差错或事故，愿意先谈谈上面提起的几件小事。因为这些小事是在城市或乡镇的每个医院、每个门诊、每日都会发生的。可能有的医护人员听了这些"小事"会付之一笑，认为不值一谈，但我觉得不应等闲视之。扪心自问，我在工作中有没有"无法修理，没有零件"的态度和作风呢？我的回答是"肯定有的"。当然，医护人员的工作十分辛苦，绝大多数是在很好地为病人服务。但也应该承认，少数医护人员对病人态度生硬，没有耐心，不愿倾听病人的诉说。在医院门诊部，看到不少病人不远千里而来，他们抱着很大的希望，希望得到帮助，作出诊断，获得治疗。但是

捱到就诊时，有的医生却是三言两语，不作任何解释；有的甚至冷脸相待，训斥病人。让我们设身处地地想一想，您去商场买一件日用品，售货员的态度生硬，爱理不理，这时将心比心，你会有什么感受呢？何况，对待人的健康问题要远远比买一件日用品来得重要！我们医护工作者在给病人看病、治病的时候，在思想上应该形成这样一个概念，这就是 ———假如坐在或躺在你面前的病人是你的亲人的话，你当如何？

3 如何做学问

做学问，就是怎样多为人民做出点贡献来。

第一，要勤奋。一个人在一生中要有些成就，需要三个条件：智商、机遇、勤奋。其中，勤奋完全掌握在你自己手中。最近，我在报纸上读到一篇短文，文中说"要想知道一分钟的价值，可以去问误了火车的旅客；要想了解一秒钟的价值，可以去问差一点出事故的人；要想知道千分之一秒的价值，获得奥运会银牌的运动员可以给你很好的答案。这就是我们一定要珍惜度过每一分钟！"记得五年前在湖北省某市召开全国外科学术会议期间，我们进行了一个半天的义诊。我检查了一位甲状腺肿的女病人，需要手术。这位女病人请求我手术安排在周二、周三或周四。当时我很不理解，就问她为什么。她说，星期日外科医生通宵打麻将，星期一没有精神，而星期五又要打麻将，又开始不专心了。我听了大吃一惊，尽管这种现象是少数的，但有其普遍性。如何爱惜时间多读点书，对自己、对病人都是有益的。

第二，要打好基础，扩大知识面。我一直提倡年轻医生轮转制度，不要马上定专科；专科是需要的，但太专不好。也是在该市召开外科学术会议期间，听说骨科中有的医生专门搞脊柱，有的在脊柱外科中专门搞颈椎，甚至只管上面三个颈椎，这样显然不利于年轻医生的成长。要知道基础是根基，根深才能叶茂。只有在宽广坚实的基础上才能学好扎实的专业知识，并进一步具有创造的能力。

第三，要勤于思考，善于探索。吴阶平教授曾

在"外科医生的成长"一文中，谈到阑尾炎手术前，应该考虑一下阑尾的位置在内侧、外侧，还是在盲肠后?阑尾周围有无粘连?腹膜的反应程度?阑尾腔中有无粪石?现在先进的设备很多，如CT、MRI、B型超声等等，不少年轻医生诊断疾病太依赖这些先进的设备，而忘记了进行最必要的体检。我的老师曾经说：阅读 X 线片就能分辨出三种医生：不好的医生，只看报告，不看片子；较好的医生先看报告，再看片子；最好的医生是先看片子，再看报告。微生物学奠基人法国的Pasteur曾经说过：在观察事物之际，机遇偏爱有准备的头脑。这个头脑就是善于思考的头脑，准备随时接受新事物的头脑。

第四，做学问一定要严谨求实，注重科学道德。近年我国医学事业发展迅速，医学科研成果累累，但另方面一种浮躁和急功近利的现象也出现在学术研究领域 里。最近我阅读了王海燕、陈可冀、朱预等教授对科研作风不够严谨求实的评论性文章，其中举出几种不正常的现象，例如：有的临床研究论文，虚报病例，虚构随访结果，对治疗效果任意夸大；有的论文行文草率，错别字很多，更缺少必要的统计学处理；有的论文方法和结果很简单，但结论则无限夸大，说是"先进"或"领先"；有的研究课题分解为若干篇论文报道，且分别投入不同杂志发表；有的论文甚至剽窃他人的文稿，抄袭他书的表格或插图，但又不注明引自何处来源，侵犯了他人的知识产权。这种现象日趋严重，迫切期望医学科研工作者，特别是青年的一代，要重视这种现象；更希望医学学科带头人，特别是研究生导师，对自己学生所作的科研工作和所写的论文，要详加审查和审阅，切忌浮躁，提倡实事求是，注重科学道德，树立正确的科学学风。

我毕业到今天已经 66 年了，在这个长长的岁月里深深体会到做人、做事、做学问的重要性。我由衷地期望年轻一代医生珍惜时间，勤于学习，勤于思考， 成为一个优秀的好医生，一个杰出的医学家。最后我提出一句话"做人要知足，做事要知不足，做学问要不知足"，愿与各位同道共勉之。

试 题

1. 做人应做 ＿＿＿ 的人；＿＿＿ 的人；＿＿＿ 的人；＿＿＿ 的人。
2. 外科泰斗裘法祖告诫我们：做人要知足，做事要 ＿＿＿，做学问要 ＿＿＿。

医疗卫生行业中"红包"现象的社会史分析

Social History Analysis of the Phenomenon of " Bribery Money " in the Health Care Trade

周弘（中国社会科学院欧洲研究所，北京，100732）
ZHOU Hong

作者简介
周弘(1952-)，女，研究员，中国社会科学院欧洲研究所所长。

迄今为止，针对医疗卫生行业中收、送"红包"的现象所做的学术研究集中在经济学这一领域。经济学者倾向于把"红包"看作是一种"寻租"行为，注重揭示"红包"隐藏的利益关系和制度缺陷。但是"红包"是一种礼物，它的文化和社会内涵是经济学的方法触及不到的。而且由于社会关系的变化，"红包"的形式在不同的历史时期也各不相同。我们的工作就是挖掘这些"被人遗忘的角落"，从社会史的角度补充经济学家们讲述的故事，从而更加全面和深入地理解"红包"现象。我们的讨论集中于两点：（1）"红包"承担着社会功能，体现了不同时期的社会关系，从满清到民国，"红包"的形式和内容都变化很大。（2）改革开放以后，在医疗卫生行业里出现了新的"红包"现象，这与医疗体制的改革，以及市场因素介入医疗卫生行业密切相关。

1 "红包"在中国社会中的功能及其在医疗卫生行业中的变迁

1.1 "红包"在中国社会中的功能

"红包"是一种礼物，遵循"互惠原则"，即受礼者有义务回报送礼者。送礼者通过馈赠行为使他在某种程度上和范围中拥有相对于受礼者的优越性，从而能够从受礼者那里得到不同形式的回报。"红包"的一个主要作用是维持和发展个人之间的社会关系。在传统的中国社会里，家庭与家族是基本的社会组织，承担了重要的社会生产功能和社会保护功能，而在新中国成立以后工作单位继续承担了这些功能。在这样的社会里，"红包"是维持个人社会关系的重要工具。

"红包"的经济功能是通过市场以外的途径获取私人服务和私人信贷。其社会功能是巩固个人的社会关系，特别是发展长期的社会关系，获得社会支持、社会地位、社会声望、社会权威及社会保障。"红包"还具有政治功能，它在个人争取向上流动的机会、寻求政治保护和获取资源等方面都发挥着重要作用。在社会分配机制不尽合理的历史阶段，"红包"还扮演着某种潜在的社会再分配的角色。

"红包"可以分为表达性和工具性两类。表达性"红包"在个人直接的社会关系中间流动，其交换得来的是"软性的"回报，如友谊、情感、尊重、象征性礼品等；而工具性"红包"的流动却远远超出了亲情和友谊的界限，并遵循市场原则或"潜规则"。

1.2 清朝医疗卫生行业中的"红包"

清朝医疗卫生行业的主要特点是，政府提供的医疗服务只限于皇室、王公贵族，军队和监狱等，因各地情况在疫情爆发期间在城市范围内提供有限的公共卫生服务，大多数人只能从民间医生那里获得医疗服务。政府不干预民间的医疗卫生行业，只在发生医疗纠纷的时候，依法裁断。图1简单标示了在这种制度之下"红包"的流动方向。

布衣患者给医生（特别是挂牌名医）送"红包"的现象十分普遍，主要原因是：（1）医疗服务没有统一的价格标准，"红包"的厚薄会影响到医疗服务的质量。（2）由于国家不干涉民间行医活动，医生水平参差不齐，与名医保持良好的关系对保证全家人的健康和生命非常重要。（3）医生（特别是名医）的社会地位较高，维持与医生的良好关系对于维持和提升个人的社会地位也会有所帮助。从上述原因来看，在清代，病人向医生赠送的"红包"就同时具有了两种性质。它既是工具性的，目的是在短期内购买良好的医疗服务，又是表达性的，目的在于建立长期的社会关系。

除了患者和家属以外，药商也向医生（主要是名医）馈赠"红包"。清代中后期，药材业（尤其是成药业）逐渐发达起来，在医药资源相对丰富的江南地区成药店"店铺林立"，向医生派送"红包"成了药商的一种营销手段。这些"红包"的目的大都是工具性的，即为了推销自制的药品。这类红包数量有限，占医生收入的极小部分。因为中成药的市场有限，工具性"红包"作为市场营销的一种介质，其应用范围受到限制。

医生不仅收受"红包"，还大量向外派送"红包"。明清之际，医生这一职业渐趋开放，许多科场失意的读书人转而行医。由于医疗行业缺乏市场规范、行医无须执照、医生水平参差不齐、庸医杀人的现象十分普遍。医生为了能够成为名医，会向穷人及无业游民提供免费的医疗服务，甚至出资为他们提供免费的药品。这是一种典型的市场营销行为，而且医生的社会地位并没有保障。地方政府官员往往出面裁断医疗纠纷，但量刑缺乏固定的规则，所以派送"红包"所遵循的一些"潜规则"自然就显得更加重要。除了向政府官员和达官显贵送"红包"以外，陷入医疗纠纷的医生还会给当事的病人或病人家属送"红包"，这既是社会通例，也是为了通过经济补偿避免更大的纠纷。这种是工具性的"红包"，但却不是市场行为，而是一种在特殊的社会行政条件下的特殊行为。

在某些特定的情况下，民间医生也会向在中央政府里拥有医疗行政职位的医生和官员派送"红包"。原因包括：民间医生希望通过政府组织的选拔程序进入官僚体系；在奉召进京为皇室成员诊病时，向太医院的医生、主管太医院的内务府大臣及内廷太监送"红包"，以规避其中的风险。

从民间医生流向地方政府官员、达官显贵之家、太医院医生（官方医生）和内务府官员的"红包"虽然有明确的功利目的，但多属于表达性礼物，是为了晋升或避祸而进行的社会关系方面的准备。所以，"红包"不仅是市场工具，更是社会工具。送给有医疗纠纷的患者或患者家属的"红

包"，具有更加直接的工具性质，主要目的是为了平息纠纷，而不是建立长期的社会联系。医生送给平民的"红包"和免费医疗服务则同时兼有表达和工具的性质。

由国家提供医疗服务的人群，也有向官方医生赠送"红包"的习惯。原因在于官方医生的薪俸按照市场规则来看显得十分菲薄，"红包"是对他们提供的医疗服务的一种市场性补偿。这种"红包"又成为弥补政治经济制度缺陷的一种社会工具，其功利性的寓意远远超出了个人的社会关系范畴。

1.3 民国时期的情况

从清末到民国政府不断推进卫生制度的改革。在政府中成立主管公共卫生事务的部门，制定一系列有关公共卫生的规章，监督药品买卖，并出面兴办西式医院，设立西医学堂，推行西医执业资格考试。

资金不足是这一时期医疗卫生行业面临的重要问题。由于公立医院不能满足公众的卫生需求，外资和民间资本于是获得了发展的契机，医疗市场随之出现。到民国后期，各地已建立起包括教会医院（外资）、公立医院和私立医院在内的多元医疗体系。不过大多数现代医院集中在城市里，乡村的医疗卫生事业仍然非常落后。在偏远地区，从清朝延续下来的规则依然有效。

因此民国时期出现的是一种多元体制，包括政府提供的现代公共卫生服务、私立的现代医疗服务和药品市场以及依然在乡村中延续的前朝旧制。所以"红包"的流动呈现出多种规则并行的现象：把"红包"作为表示敬意的工具；把"红包"当作一种附加医酬，用以补充医生的市场价格；把"红包"当作慈善工具，如民国时上海妇科名医蔡氏为了方便贫苦的人就诊而发明的"红包诊金"；把"红包"当作医生进行社会联络的工具，医生变相地给达官贵人或青帮老大送"红包"，买的是社会关系和人身安全；把"红包"作为市场竞争的工具，等等。民国医疗行业中的"红包"流动见图2。

1.4 从解放区到改革开放以前的制度沿革：供给制

条件下"红包"消失的情况

解放区实行的是具有浓厚军事色彩的卫生制度。当时为了有效利用有限的资源,解放区政府加强了对医疗卫生行业的管理,除了承担基本的公共卫生职能和管理职能以外,大力组建医院,介入药品经营,并且开始推行供给制。这就与国统区的医疗制度产生了比较大的区别。概括起来,解放区的卫生制度有三个主要特点:(1)政府直接筹资建医院,直接管理医院,医疗服务行业与政府卫生行政部门交叉重合,存在政府不同部门之间的转移支付;(2)卫生经费的分级负担;(3)建立了针对不同人群的供给制。新中国的卫生制度以此为基础,并有所发展,不仅将医疗卫生行业彻底纳入了行政管理体系,而且建立了针对四种不同人群的医疗保健制度,即高级干部和知识分子享受干部保健制度、党政机关和事业单位的工作人员享受公费医疗制度、国有企业职工享受劳动保险制度、农村居民实行合作医疗制度。

在医疗卫生领域里实行供给制使得政府控制了医疗服务、医药的供给和就医人员的支付,从而阻隔了"红包"的流动。

与计划经济体制和医疗卫生服务的供给制相联系,医院承担了除提供医疗服务以外的其他功能。主要是作为行政当局下设的职能部门,承担公共卫

生职能和社会福利职能,干部保健、公费医疗和劳动保险这三项主要的医疗福利都是通过医院才能实现。由于医疗卫生体制的主要经费来源是公费医疗和劳动保险,而医院作为消费和支付中心缺乏合理的定位、完整的制度和有效的监督,所以当市场力量介入医疗卫生领域的时候,医院(甚至是医生个人和医疗科室)在资源分配环节中的重要角色就会显现出来,成为"红包"流动的一个动因。

2 医疗卫生行业的市场化及"红包"的再现

1978年以后,医疗卫生行业开始了渐进式的改革。我们将1978年以来的改革分为两段,并分别讨论这两个时期中"红包"流动的情况。

2.1 1978~1988年:计划性医疗保障制度中的市场因素

在改革开放的前10年里,医疗卫生行业中的计划成分逐步松动,市场因素开始介入医疗卫生服务。首先被市场因素渗透的不是医疗制度本身,而是作为中间环节的医疗服务的提供者——医院。下面仅从医疗服务的支付、供给和管理三个角度来考察中国医疗制度,特别是医院的市场化过程,以及这一过程给"红包"流动留下的空间。

在这一时期,医疗服务的支付者、支付手段和支付标准都没有发生重大变化,大多数享受公费医

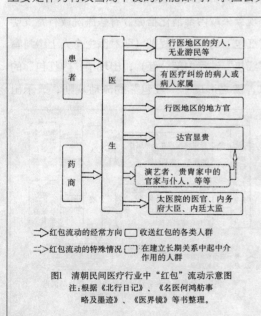

图1 清朝民间医疗行业中"红包"流动示意图
注:根据《北行日记》、《名医何鸿舫事略及墨迹》、《医界镜》等书整理。

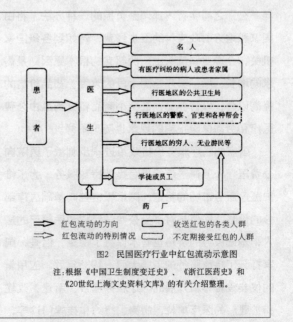

图2 民国医疗行业中红包流动示意图
注:根据《中国卫生制度变迁史》、《浙江医药史》和《20世纪上海文史资料文库》的有关介绍整理。

疗和劳动保险的个人都可以几乎全额报销其医疗服务和药品开支。与此同时,在医疗服务的提供者群体中出现了少量的个体和私营医院,而作为服务提供者主体的公立医院则一方面继续享受财政拨款,另一方面开始实行各种承包责任制和灵活工资制(奖金)。支付承诺与灵活供给之间的裂痕表现在管理层面上,导致了两种看上去是十分合乎逻辑,但又是相互矛盾的趋向:一是维持政府确定的医疗服务的低定价,二是放松对附加服务和额外劳动时间的管理,给"体(制)内损失体(制)外补"留下了空间。1986年以后,改革继续强调放开供给,管理体制更趋灵活,而支付方式、手段和渠道仍然维持不变,因此这个时期的"寻租"现象层出不穷,虽经各级医政部门多次颁布禁令而不能止。

从我们接触到的文献中可以看到,这个时期最引人注目的问题是公费医疗和劳动保险的严重超支。据山东省的统计,1981～1990年间,医疗经费支出年均增长速度为23.8%,高于国民生产总值年均增长速度13.68个百分点。1990年山东省的人均公费医疗经费标准为50元,实际支出为183.9元。劳保医疗经费开支与此类似。超支的直接原因是在全国范围内对医院经费分担方式的调整。1981年,为了解决医院赔本问题,实行对享受公费医疗和劳保医疗的病人按成本收费的政策。这实际上是在"公"与"公"之间实行内部调整负担的一种办法。将由国家和地方财政支付的卫生经费,转嫁到各级国家机关和企事业单位头上。而超支的根本原因则是需求的增长。除了医疗检测手段的改善、药品价格的提高以外,以营养品、甚至小商品冒充药品由公费医疗和劳动保险报销的现象也屡见不鲜。

国家的医疗服务价格政策进一步刺激了医院向公费医疗和劳保医疗的患者提供特殊服务。为了维护医疗服务市场的稳定,国家严格控制基础医疗部分的价格,即使是对享受公费医疗和劳保医疗的病人,基础服务的价格也基本保持了稳定。但是,国家打开了特殊服务的市场大门,1985年后,应用新的仪器设备和新开展的医疗服务项目、新建、改建和扩建后的医疗单位、病房、特约和挂牌门诊等,

可以按照成本收费。而此后出现的医院蜂拥购买大型设备、进行基础建设的现象,就是医院在这种政策条件之下追求自身最大利益的表现,它已经反映出医院作为市场主体的特性。在这以后,公费医疗和劳保医疗严重超支的问题就取代了医院赔本的问题,上升到卫生体制改革日程表的首位。

图3显示,"红包"看上去是由医生和医院流向患者,但是其背后真正的出资人却是公费医疗和劳动保险。这个时期放开搞活的只是作为中间环节的医疗服务提供者,而不是制度本身。医疗管理层面的市场化是社会主义计划体制内的市场化,而不是市场条件下的社会主义体制。

从图3还可以看出,"红包"的流向不仅是从公共财政流向个人患者,同时也从个人患者流向医生。在改革初期,手术大夫的工资是由劳动人事部门统一制订的。他们的劳动强度大、工资待遇低,时有"拿手术刀不如拿剃头刀"之说。一则是因为医生的水平和努力程度对于患者事关重大,二则是患者及家属希望用市场通行的方式表达对低收入医生的感激与酬劳,所以"红包"首先在外科流传开来。这个时期的改革包括了早期的奖金制和晚期的"有偿服务"、"收入自留"等搞活医院的管理措施。这样一来,医院就获得了很大的自主权,可以针对医护人员收入偏低,以及医院内部"红包"攀比等现象采取内部消化措施。有些医院或科室发明了"红包"的再分配规则(即对医生个人上缴科室的"红包"进行内部分红),出现了"内红包"的现象,随之形成了"红包"的流动规则,显示出

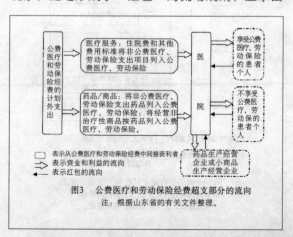

图3 公费医疗和劳动保险经费超支部分的流向
注:根据山东省的有关文件整理。

"合法化"的迹象。

随着流动规则的完善，"红包"现象开始普及，市场因素进而开始渗透医院的各个"细胞"，市场规律也开始起作用。当医疗服务行业内供小于求时，患者送的"红包"使赠送者能够得到优先和优质的服务。当药品生产厂家出现竞争时，就出现了比较普遍的医药部门给医院进药人员和医师送各种"红包"的现象。医院和医院之间还出现了"介绍费"、"转诊费"和"回扣费"等形式的现金流动。上述现象出现在1988年左右，与1986～1988年间医院经营方式的改革、医院在内部分配方面自主权的扩大以及允许医院医务人员进行有偿的业余和兼职服务有关。

综上所述，在医疗体制改革的第一阶段，改革的切入点在供给和管理层面，在保障支付的条件下出现了形形色色的"寻租"现象。这些"寻租"现象通过刺激需求而使医疗服务的提供者获得了利益。受益的患者只是那些有公费医疗或劳动保险做后盾的患者，倘若没有公费医疗和劳动保险作为保障，他们就只好享受"过度服务"，当"冤大头"。

市场因素的介入使得医院的角色发生了变化。它们已经不再是单纯的公共产品提供者，而是在向自负盈亏、市场经营、甚至市场竞争的主体发展。在这个过程中，它们继续接受政府的转移支付，其行为受到政府财政的保证，基本上没有市场风险。因此，在这个转型的过程中，医院是最大的赢家，它们同时从国家和市场获取资源，国家作为公共医疗卫生服务的主要提供者就这样变成市场竞争中的一种被动力量。

2.2 从1989年到现在：市场因素的制度化和半制度化

1989年政府开始对公费医疗和劳动保险制度进行改革，在地方政府中组建专门机构，管理公费医疗和劳动保险经费，并采取定点就医的政策。部分仍由医院代管公费医疗和劳动保险经费的地方，也由医院承包经费，多出不补。换句话说，面对市场刺激起来的内部需求，公共医疗卫生服务的支付者开始采取紧缩财政和规范支出的各种措施，医院借助公费医疗和劳动保险经费来补偿内部开支，改善经济状况、提高职工待遇的途径遭到堵截。

从管理的角度来观察，这段时间出台的一系列改革措施，无论是特需门诊的设立，还是各类服务的定价，遵循的主要都是市场规则。医疗卫生行业管理的市场化和支付的规范化之间的张力在医疗服务的供给层面造成了一个多元结构，也使得服务的主要提供者——公立医院出现了多重功能的倾向。

首先是在医疗服务市场上出现了新的医疗服务提供者——私人诊所和股份制医院。继而，由于医疗服务价格没有完全放开，医务人员的工资水平仍然由国家统一规定，公立医院医务人员的流失现象日趋严重。医疗服务市场上的新角色虽然还远远不能和公立医院争夺服务市场，但是已经在人才竞争和体制外市场方面对公立医院形成了巨大的压力。在这种条件下，公立医院迅速地采取内部措施，其市场能力有了明显的增长。卫生部将上述提供医疗服务的机构分成营利、其他半营利和公立非营利等三类。营利性医院需自主经营、自负盈亏，其他非营利性医院可以享受政府的税收优惠。这类医疗机构根据市场的需求提供服务，并根据市场的价格收费，"红包"能够做到的，正规收费也可以做到，"红包"的工具性作用因此而降低。但是，提供医疗服务的主力军是各级公立的非营利医院，它们享受政府的税收优惠，接受来自同级政府的财政拨款，并且可以从提供医疗服务和出售药品中提取收入补偿开支。在营利医院和其他非营利医院里确立起来的市场规则远没有贯彻到医疗卫生行业的各个角落。

上面讲到，1989年以后的改革措施改变了支付者的行为方式，严格了支付规则，因此改变了医患之间"红包"流动的方式。从服务提供者的方面来看，专家门诊、特需门诊等规范市场的措施也起到了用制度取代"红包"的作用。但是，由于药品购销过程与巨大的外部市场联系十分密切，牵涉的市场因素极为复杂，加上医院扼守了药品订购这个"关隘"，所以政府虽然采取了指导价格、招标采购等多种措施，仍然无法杜绝"红包"的流动（见图4）。

根据图4中"红包"的流向，可以把"红包"分为下列几类：药品生产经营企业送给医院或医务人员的"红包"、患者送给医生的"红包"、医院（或科室）分发给医生的"红包"、医院（或科室）之间流动的"红包"、医院（或科室）送给外院（外科室）医生的"红包"。

药品生产和经营企业向医院和医务人员送"红包"的现象出现得最早、而且持续的时间最长，主要原因在于：（1）医院是药品销售的主要环节，医院自然是药厂的重要市场营销对象；（2）医院并不遵循单纯的市场规则，由于按照公共卫生的标准，医院的服务价格往往低于成本，药品收入长期以来就是补偿医院开支的一个重要来源；（3）公费医疗和劳动保险负责支付多数基础药品的费用，所以支付是恒定的，但供给却是分权和灵活的，医疗领域里的政府采购操纵在医生的笔头；（4）在医院内部因为营利机会不均等而需要通过"红包"进行再分配；（5）对于支付、供给和管理之间的上述不平衡缺乏有效的制度制约和监督。

1998年以后，政府采取了一系列措施，力图切断医院与药品销售之间的联系，以彻底地铲除"药红包"产生的根源。但是"红包"除而不清，原因有二：一是实行药品集中招标采购以后，医院所需药品清单仍须医院内部确定，各科室在确定所需药品时，有很大的发言权，如果某一类药品不能列入清单，就无法参加集中招标采购；二是实行药品集

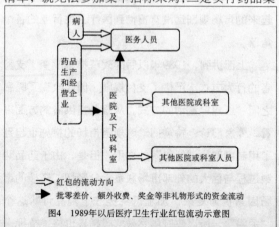

图4　1989年以后医疗卫生行业红包流动示意图

中招标采购的只是列入医保的基本药品，新药一般不在此列，而恰恰是新药的利润空间最大，也最需要依赖医院这条销售渠道进行推广（新药一般不是非处方药）。药品生产和经营企业一方面以折扣形式让利于医院，另一方面则大量、普遍地给各级医务人员送"红包"。"红包"的大小已经形成了业内行规。在医院里，凡与用药有关的人均沾利益，从院长、药房主任、药品评审委员会、有处方权的医生，到药品会计、药品仓库主管、财会人员，都能收到大小不等的"药红包"。除直接送"红包"以外，药品生产和经营企业还以讲课、开会等形式变相地向有关医务人员送"红包"。

不过，1998年以后患者给医生送"医红包"的现象逐渐减少，在有些地方已基本消失，原因主要有：（1）1995年以后，政府采取了严厉的措施，整顿医疗行业的不正之风，重点打击了"红包"现象。（2）由于各种形式的医疗卫生机构开始增多，市场短缺得到缓解，并在医院之间出现了激烈的竞争，在很多地方出现了医院多、患者少的情况。（3）医疗服务的管理开始向市场化的方向发展，不少医院设立了选择医生的"点名费"，相应地增加了专家门诊的收费，设立了特需门诊，规定了市场价格。以前通过送"红包"才能获得的服务，现在通过公开的途径和市场价格也可以获得，这样就使以换取更好的服务为目的的工具性"红包"失去了"地下"流动的理由和动力。如果"红包"继续在医生和患者之间流动，其表达性就比工具性更为明显。

上面讲到，医院（科室）与医院（科室）之间的"内红包"流动同医院（科室）的承包经营及医生的业余服务和兼职服务有关。医院（科室）之间的关系发生了变换，原先医院（科室）都是行政体系之内的不同部门，资源通过行政渠道进行分配。实行承包经营之后，来自行政体系的资源受到限制，但是从市场上通过自主经营获利的渠道打开，医院之间产生市场竞争关系，医院（科室）之间的红包流动是利润分配的一种方式。此外，在1988年允许医生从事业余服务和兼职服务以后，政府仍然

使用行政手段加强管理，强调医务人员的业余和兼职服务要由医院（科室）统一组织，这就赋予了医院（科室）规范"红包"流动、建立"内红包"再分配机制的权力。1998年政府曾经采取措施制止这种现象，结果还需要进一步调查。医院（科室）向医务人员分发"红包"也是一种具有社会收入再分配性质的"内红包"，虽然屡遭禁止，但医院（科室）的"内红包"却改头换面，以多种形式继续存在（如集体免费旅游和实物福利等）。这些现象并非医疗卫生行业所独有，而是反映了一个时代个人、单位和国家间带有普遍性的分配关系。

医院（科室）向外院（外科室）的医生送"红包"也与上面提到的由医院组织医务人员从事业余和兼职服务有关。随着市场经济的发展，在体制外寻求额外收入或"灰色收入"的机会和动力也同时发展起来。组织这种兼职服务的医院（科室）实际上是利益最大化的追求者和市场主体。这些兼职机会也给技术水平较高的医生提供了市场参考价格，他们可以绕过行政干预，不参加医院（科室）的收入再分配而获取更高的名望和更丰厚的回报。随着医疗机构人事权的扩大，同时由于医院之间竞争的加剧，人才的竞争日趋激烈，加强医院之间人员的交流并保证医务人员的收入，符合各方利益。所以，这类具有市场特性的"红包"开始逐渐向公开化、规范化的市场出诊费方向转变。至于其他种类的"红包"，这里不一一详述。

3 结论

从中国医疗卫生行业中"红包"现象的历史演变，可以看出中国医疗体制的变迁和社会关系的沿革。在满清和民国时期，医疗卫生行业中流动的"红包"大致可以用"表达性"和"工具性"进行归类。就工具性"红包"而言，在满清和民国，送给医生的"红包"主要是为了换取医疗服务，而从医生派送出来的"红包"则是为了换取社会关系和社会环境。不过，由于政权性质的转换和历史背景的变迁，两朝"红包"的对象已经发生了变化，民国时期"红包"涉及的社会联系和人际关系也与满

清时期大相径庭。在民国，除了患者之外，药厂成为一个主要的"红包"赠送者；在收受"红包"的人群中则增添了公共卫生官吏和机构、各种帮会、药厂的学徒和员工。各路官吏依然是"红包"的主要对象，这是因为行政当局的保护在民国继续是医生行医的必要条件。由于社会的不安定，民国时期的医生需要更加广泛的社会联系，包括与帮会的联系。民国"红包"与满清"红包"的重要结构性差别是"红利红包"的出现和规范化，这种"红包"弥补员工的酬劳，说明社会上出现了对熟练工人的市场竞争。

在解放区实行的医疗服务供给制曾经阻挡了人与人之间礼物交往的传统关系，在患者个人和医疗服务的提供者之间增添了政府的角色。由政府负责全面提供服务的制度中，可供交换的筹码很少，制度做不到的，"红包"也无能为力。改革开放以后，中国医疗卫生行业中再次出现"红包"现象。这时"红包"的规模和内容都超过以往，其社会杠杆作用亦非以往任何历史时期可比。这是因为"红包"虽然还是在人际之间流动，但是人的社会关系却发生了结构性的变化。政府已经在前所未有的广阔领域里调动并分配公共医疗卫生资源，所以要理解现代"红包"的功用，就必须理解"交换规则"中的这个最重要的新角色。

在公费医疗和劳动保险负责支付医疗费用的规则没有发生变化之前，医疗服务提供者的行为方式率先发生了变化。个人获得公共医疗资源的大小部分地取决于医生和患者之间的关系，也取决于患者个人在社会结构中的位置。因此，"红包"带动的交换就不仅限于交换者双方，而且牵涉到政府，反映了人和人之间的关系，人和单位之间的关系，单位和单位之间的关系，政府和单位之间的关系，政府、单位和个人的关系，其复杂程度也远非以往任何历史时代可以比拟。

最值得注意的是，从"红包"的流动中可以看出市场因素渗入计划体制的过程：市场不是在体制之外独立地发展起来，而是依附于体制蔓延开来。由于在改革的过程中，医院中营利与非营利的服务

界限不清，政府、医院和患者个人之间的供给和支付关系混乱，市场资源和公共资源相互补充，"红包"就获得了发展的动力和流动的空间，先后出现过"医红包"、"药红包"、"内红包"等目的不同、宗旨不一的"红包"。所有这些"红包"都有自己特殊的功用，而且多数是工具性的"红包"。

由此可见，医疗卫生行业的"红包"发展到现代，除了传统的表达功能和工具功能以外，还由于历史的特定条件和特殊的社会结构而具备了补充市场不足的社会再分配功能。随着市场的进一步发展和完善，随着政府社会职能进一步明确和完善，医疗卫生领域里的这种"红包"也会消失或改变形态。

参考文献

1 朱德明(1999)：《浙江医药史》，人民军医出版社.

2 儒林医隐(1908)：《医界镜》同源祥书社(光绪三十四年十一月版).

3 薛宝田(1985)：《北行日记》，河南人民出版社.

4 何时希编(1988)：《名医何鸿舫事略及墨迹》，学林出版社.

5 卢希谦等编(1994)：《陕甘宁边区医药卫生史稿》，陕西人民出版社.

6 阎云翔(2000)：《礼物的流动》，上海人民出版社.

7 吴思(2002)：《潜规则：中国历史中的真实游戏》，云南人民出版社.

8 李路路、李汉林(2000)：《中国的单位组织：资源、权力与交换》，浙江人民出版社.

9 卢希谦、李忠全主编(1994)：《陕甘宁边区医药卫生史稿》，陕西人民出版社.

10 余新忠(2003)：《清代江南的瘟疫与社会》，中国人民大学出版社.

11 中国北京同仁堂集团公司、北京同仁堂史编委会编(1993)：《北京同仁堂史》，人民日报出版社.

12 山西省史志研究院编(1997)：《山西通志·卫生医药志》，中华书局.

13 文福顺主编(1990)：《桃源县志》第14卷，药业志，中国医药科技出版社.

14 《20世纪上海文史资料文库》，上海书店出版社，1999年版.

15 山东省卫生厅编(1992)：《山东医疗管理》，山东人民出版社.

16 中华人民共和国卫生部办公厅编(1982)：《中华人民共和国卫生法规汇编1978~1980年》，法律出版社.

17 卫生部办公厅编(1985)：《中华人民共和国卫生法规汇编1981~1983》，法律出版社.

18 卫生部政策法规司(1990)：《中华人民共和国卫生法规汇编1986~1988》，法律出版社.

19 卫生部政策法规司编(1992)：《中华人民共和国卫生法规汇编1989~1991》，法律出版社.

20 卫生部政策法规司(1996)：《中华人民共和国卫生法规汇编1992~1994》，法律出版社.

21 卫生部政策法规司编(1998)：《中华人民共和国卫生法规汇编(1995~1997)》，法律出版社.

22 卫生部卫生法制与监督司编(2001)：《中华人民共和国卫生法规汇编(1998~2000)》，法律出版社.

试 题

随着市场的进一步发展和完善，医疗卫生领域里的"红包"将会（　　）

A.消失　　　　　　　B.改变形态

C.增加　　　　　　　D.无法预计

禁止商业贿赂行为的有关法律问题

Relevant Legal Issue on Forbiding the Behavior of Bribing in the Commerce

刘敏（国家工商行政管理总局公平交易局，北京，100820）

LIU Min

作者简介

刘敏(1966-)，女，国家工商行政管理总局公平交易局反不正当交易处处长。

目前，在市场交易中，商业贿赂现象较为普遍，问题十分突出，严重扰乱市场秩序，妨碍经济健康发展，是一种影响恶劣的不正当竞争行为，已引起党和政府及有关部门的高度重视。从禁止商业贿赂的法律规范和执法实践来看，其中涉及的有关法律问题又相对复杂。现就禁止商业贿赂行为涉及的主要法律问题探讨如下。

1 商业贿赂的内涵及其构成要件

商业贿赂是指经营者为销售或者购买商品而采用财物或者其他手段买通对方单位或者个人，以争取交易机会或交易优惠条件的行为。

"贿赂"就是"收买"、"买通"的含义。商业贿赂是市场交易中的贿赂行为，它具有以下几个构成要件。

1.1 主体：商业贿赂主体一般是参与市场交易活动的单位或其个人，包括行贿主体和受贿主体。行贿主体大多为经营者或其从业人员，受贿主体则既可以是经营者，也可以是其他单位或个人，甚至还包括对商品购销有直接影响的第三人，即对实现交易起关键作用的其他单位或个人，如集中招标采购中的组织者。由于受贿主体不是商业贿赂行为的决定性因素，因此，法律尚未作限制性规定。

1.2 主观目的：商业贿赂行为的目的是行贿人为销售或购买商品而争取交易机会或交易优惠条件。这是商业贿赂区别于普通贿赂的重要特征。商业贿赂是经营者为争取市场交易，牟取利益所为。经营者而为此实施了贿赂手段，不论是否达到销售或者购买商品目的，都构成商业贿赂。

1.3 客观后果：商业贿赂是一种不公平竞争行为。它背离了诚实信用原则和公认的商业道德，损害了公平竞争的市场准则，扰乱了市场竞争秩序。

1.4 客体：商业贿赂客体是行贿人所采用的手段，主要表现为采用财物或者其他手段买通交易对方。财物既包括直接给付的现金和实物，例如赠送给交易对方单位的轿车等，也包括经营者假借促销费、宣传费、赞助费、科研费、劳务费、咨询费、佣金等名义，或者以报销各种费用等方式，给付对方单位或者个人的财物。其他手段是指以提供国内外各种名义的旅游、考察等，十分复杂，需要根据实际情况具体分析。

2 商业贿赂与其他贿赂的主要区别

商业贿赂是指在商业交往中发生的行贿、受贿行为，其他贿赂主要指传统意义上的国家工作人员利用职务之便为他人谋利实施的贿赂行为。商业贿赂与其他贿赂虽然都属于贿赂的范畴，存在交叉，触犯刑法的都要受到刑事制裁，但二者在行为构成以及表现特点等方面也存在一定的差异。从法律规定来看，《反不正当竞争法》对商业贿赂行为主要从行贿角度作的规定，而刑法上的贿赂罪首先从受贿角度作的规定。商业贿赂与其他贿赂的主要区别如下。

2.1 主体上的区别。商业贿赂主体中，行贿方一般是从事商品经营或者营利性服务的法人、其他经济组织和个人，贿赂对象是交易的对方单位或者个人；其他贿赂主体中，行贿方身份多样，形形色色，较为复杂，受贿方主要是国家工作人员。

2.2 目的上的区别。商业贿赂是为了实现销售商品或者购买商品，获取交易机会或者交易优惠，以取得优于其他经营者的竞争地位，一般发生在商业交往中，以商业交易关系为基础；其他贿赂多是为了实现非商业目的，如就业、审批等，一般发生在拥有公权力的单位和岗位行使权力的过程中，以公权力的存在为基础。

2.3 手段上的区别。由于商业贿赂以实现商业交易为目的，只要具备了商业交易条件和基础，就可能通过实施贿赂实现交易，与受贿方是否属于利用职务之便，无直接关系，因而不构成商业贿赂的要件和行为特点；受贿方利用职务之便收受财物为他人谋取不当利益时则是其他贿赂行为的构成要件和行为特点。

2.4 法律责任上的区别。商业贿赂由工商行政管理机关根据《反不正当竞争法》给予行政处罚，构成犯罪的，移交司法机关追究刑事责任；其他贿赂要受党纪政纪处分或者刑事制裁。

3 商业贿赂的主要表现形式

从商业贿赂的现状来看，形式多样，表现复杂。归纳起来，主要有以下情形。

3.1 在交易之外直接给付或收受现金与实物。

3.2 假借促销费、宣传费、赞助费、科研费、劳务费、咨询费、佣金等名义，给付对方单位或者个人的财物。

3.3 以报销各种费用或者用"红票"冲帐的方式进行贿赂。

3.4 提供境内、境外各种名义的旅游、考察等其他手段。

3.5 给予或者收受回扣。经营者销售商品时在帐外暗中以现金、实物或者其他方法退给对方单位或者个人的一定比例的商品价款。

3.6 交易对象即受贿方索贿。例如一些单位利用垄断地位或者在交易中的相对优势地位公开索要各种好处，索取不当利益。

4 当前商业贿赂行为表现的特点

4.1 公开性。由于商业贿赂依附于商业交易关系，而交易本身是公开的，从而导致以争取交易机会为目的给予或收受经济利益的行为不是私下或者秘密状态进行，经常是公开的收受，如企业领导集体决定收取财物，医疗机构利用相对优势公开索取等等。因此，对当前在商业交往中出现的商业贿赂的

定性，已经不能以"秘密性"作为其特点和必备的构成要件了。

4.2 普遍性。商业贿赂由来已久，并随着市场竞争的不断加剧，呈蔓延趋势。近年来，商业贿赂在各类市场主体以及不同行业中普遍存在，在一些行业甚至成为业内心照不宣、普遍采用的"潜规则"。

4.3 多样性。既有直接给付现金、物品的，也有假借各种费用的名义给付钱财的，还有以考察等名义提供旅游的等等；既有给付单位的，也有给付个人的；往往还与折扣、让利、附赠等正常的促销行为、商业惯例以及人与人之间的合理交往交织在一起，形式多样，十分复杂。

4.4 危害后果的潜在性。商业贿赂直接表现为为自己争取交易机会，对竞争者是一种潜在的影响。换言之，对于某一具体商业贿赂行为，是否一定排挤竞争对手，造成对竞争对手的损害，减少竞争对手的交易机会，则难以立即表现出来。由于商业贿赂是违背诚实信用原则、商业道德的行为，妨碍了质量、价格、技术、服务等效能竞争手段作用的发挥，破坏了市场秩序和经济发展，因此，无论是《反不正当竞争法》还是《刑法》，对商业贿赂行为都明确规定其违法性，并予以严厉禁止。

5 商业贿赂的社会危害

5.1 造成国家税收大量流失和企业之间的不平等竞争，破坏了公平竞争的市场秩序。

5.2 一些企业实行高定价、高回扣，破坏了价值规律和定价原则，带来商品价格虚涨，加重国家、企事业单位和人民群众的负担，损害了其他经营者和消费者的利益。

5.3 严重败坏了行业风气和商业道德，成为腐败现象在商业交往领域渗透和蔓延的突出表现，严重影响了我国的国际形象。

5.4 使制售假冒伪劣商品的违法犯罪活动有可乘之机，使消费者深受其害。

5.5 妨碍质量、价格、技术、服务等效能竞争手段作用的发挥，从长远看，影响社会主义市场经济的可持续发展。

6 我国禁止商业贿赂的立法概况

6.1 《反不正当竞争法》的有关规定

《反不正当竞争法》于1993年12月1日实施。其中的第8条规定："经营者不得采用财物或者其他手段进行贿赂以销售或者购买商品。在帐外暗中给予对方单位或者个人回扣的，以行贿论处；对方单位或者个人在帐外暗中收受回扣的，以受贿论处。"该条款对商业贿赂、回扣、折扣、佣金进行了规定。第22条还规定："经营者采用财物或者其他手段进行贿赂以销售或者购买商品，构成犯罪的，依法追究刑事责任；不构成犯罪的，监督检查部门可以根据情节处以一万元以上二十万元以下的罚款，有违法所得的，予以没收。"

6.2 国家工商总局《关于禁止商业贿赂行为的暂行规定》

该暂行规定于1996年11月15日公布实施，对《反不正当竞争法》第8条进行了细化和完善，成为工商行政管理机关查处商业贿赂行为的执法依据。

6.3 《刑法》的有关规定

1997年修订的《刑法》除了规定传统意义上的贿赂罪外，还增加了对某些商业贿赂罪的规定，例如第163条、第164条、第184条、第385条、第386条、第387条、第388条的规定。

7 工商行政管理机关查处商业贿赂行为遇到的执法问题

2000～2005年上半年，各级工商行政管理机关查处各类商业贿赂案件13 606件，案值达52.8亿元，罚没款约8.1亿元，执法工作取得了一定的成效。针对商业贿赂行为的复杂性和特殊性，工商行政管理机关查处商业贿赂行为时采取了积极有效的措施。一是建章立制，完善配套规定。二是精心组织，开展专项整治。例如对医药购销、建筑、旅游等行业开展专项整治。三是发动群众，不断扩大案源。四是突出重点，突破难点，加大执法力度。以治理医药购销中的商业贿赂为突破口，进而延伸到对房地产、教育（主要是教材销售）、旅游等领域的监督检查。五是加强宣传，营造良好的社会氛围。

工商行政管理机关在查处商业贿赂的执法工作中，也遇到一些实际情况和法律问题，主要有以下几个方面。

7.1 认定难。商业贿赂行为的表现形式复杂，而《反不正当竞争法》关于商业贿赂行为的规定过于原则、抽象，缺乏可操作性，往往造成在实践中对某种行为是否构成商业贿赂存在不同的认识。

7.2 调查取证难，执法手段缺乏。对当事人拒不接受检查、不提供有关材料等，执法机关往往束手无策。

7.3 发现案件线索难。商业贿赂行为往往发生在有交易关系的单位与单位或者单位与个人之间，具有明显的独立性和隐蔽性，致使商业贿赂案件较难被发现，一般需要知情人举报。

7.4 折扣的财务处理规定较为滞后、模糊。一些单位和企业对折扣的财务处理较为混乱，为准确区分合法折扣和违法回扣增加了很大的难度。

7.5 地方和部门干预较多，案件查办阻力较大。

7.6 现行法律存在的缺陷和不足。有关法律竞合、冲突甚至多头行政执法等现象的存在，影响了执法效果。

8 完善禁止商业贿赂法律规范的建议

8.1 完善法律的必要性

8.1.1 弥补现行法律规范的需要。现行法律规范存在着不足：一是禁止商业贿赂的规范较为原则、抽象，内容涵盖不全，操作性差。例如《反不正当竞争法》没有规定对索贿行为的禁止；《刑法》则以谋取不正当利益作为商业贿赂的构成要件，使之法律规范的内容过于狭窄。二是《反不正当竞争法》、《刑法》等相关法律规范之间衔接不够严谨，使行政制裁与刑事制裁难以有效对接。例如，《反不正当竞争法》没有规定索贿行为的行政责任，《刑法》没有规定单位受贿罪，因此，对这两种行为就无法实现行政责任与刑事责任的衔接。三是现行法律规定对商业贿赂的处罚力度不够，例如《反不正当竞争法》规定商业贿赂行为的行政责任是处以最高20万元的罚款，这与违法者通过贿赂手段赚取的交易利润相比往往微不足道,因此,难以起到震慑作用。

8.1.2 社会主义市场经济健康有序较快发展的需要。从现实和长远来看,商业贿赂都直接或潜在地破坏了竞争秩序,损害了经营者和消费者的合法权益,背离了竞争原则和商业道德,阻碍了社会主义市场经济的顺利发展。因此,通过完善现行法律,为有效打击商业贿赂行为提供强有力的法律依据,是营造良好的公平竞争环境、促进社会主义市场经济健康发展的基础和保障。

8.1.3 与国际通行做法接轨的需要。随着经济全球化、市场国际化程度的日益提高,特别是中国加入世贸组织后,中国经济与世界经济更加融为一体,这就需要在交易规则和竞争原则上实现中国与国际通行做法的协调与衔接,有关国家和国际组织在禁止商业贿赂方面的立法经验和做法,为我国完善现行法律、实现与国际接轨提供了有益的借鉴。

8.2 完善法律的现实条件和可行性

8.2.1 具备了法律基础。我国现行的《反不正当竞争法》、《刑法》和国家工商总局《关于禁止商业贿赂行为的暂行规定》等有关法律、规章中,对禁止商业贿赂已经作了明确规定。在这些法律规范的基础上,进一步修改、补充、完善其中的有关内容,既及时、便捷,又便于操作,易于实现。因此,现有法律资源为完善禁止商业贿赂的法律规范提供了现实的法律基础。

8.2.2 具备了实践基础。工商行政管理机关和司法机关多年来查处商业贿赂的执法实践,积累了较为丰富的执法经验,发现和研究了许多有关商业贿赂问题,为完善现行的法律规范提供了执法实践的基础。

8.2.3 具备了立法例基础。有关国家和地区以及国际组织关于禁止商业贿赂、反腐败的规定,为我国提供了立法例的借鉴。德国《反不正当竞争法》第12条规定"在商品交易中,行为人以竞争为目的而给工业企业的职员或受让人提供、许诺或授予一种利益,以此作为在取得商品或工业给付时以不正当的方式给自己或第三人换取优惠的相应给付,于此情形,应对行为人处以最高为1年的徒刑或罚款。商

事企业的职员或受任人在商业交易中要求、让人许诺或接受一种利益,以此作为在取得商品或工业给付时以不正当的竞争方式给他人换取优惠的相应给付,应对该职员或受任人同等处罚。"德国1830年颁布的《折扣法》规定,允许在正常交易中给予顾客不超过交易总额3%的折扣,但如超过该比例进行支付的,则被认为是具有商业贿赂性质的违法行为。《联合国反腐败公约》、欧盟的《反腐败刑法公约》、美国的《反海外腐败法》等有关国际条约和国家法律对禁止商业贿赂所作的全面、严厉、详细的规定,对完善我国的法律规范,均起到一定的借鉴作用。

8.3 完善我国现行法律规范的具体建议

完善禁止商业贿赂的法律规范,应充分利用现有的法律资源,立足于对现行法律规范的进一步修改和完善,发挥现行法律的作用。具体来说,就是加快修改《反不正当竞争法》和《刑法》的有关规定,使其更加明确、全面、具体、易于操作,并有效衔接。从完善《反不正当竞争法》的角度看,应当考虑以下几个主要方面。

8.3.1 准确界定商业贿赂的内涵及范围。从制止不正当竞争、维护市场秩序、促进经济发展的角度看,必须在立法中体现一种理念,即鼓励质量、价格、技术、服务等效能竞争手段,反对不当引诱、进行收买等不道德手段。因此,对商业贿赂的内涵描述应当包含三层意思:一是商业贿赂发生在市场交易中。这使商业贿赂能够区别于传统意义上的国家工作人员的利用职务之便为他人谋取不当利益的贿赂。二是商业贿赂是以通过贿赂达到销售或购买商品、争取交易机会或交易优惠条件为目的,至于其交易目的是否实现,则不应当成为法律禁止这一行为的障碍。三是行为表现为通过给予或者收受经济利益的途径,为自己或第三人争取交易机会,以及为交易对方或者第三人提供交易机会。给予或者收受经济利益的方式包括给予、收受交易外的经济利益,违反国家有关规定给予、收受回扣,超过国家规定的折扣比例给予、收受经济利益,以及索贿等情况。

8.3.2 应当强化执法机关对商业贿赂行为监督检查的强制措施和执法权限。赋予执法机关必要的和有力的执法权限,是保证执法机关全面、客观地了解和掌握案情,及时制止违法行为,实现立法宗旨的客观要求。鉴于现行《反不正当竞争法》赋予行政执法机关对商业贿赂行为监督检查权力十分软弱,不适应打击商业贿赂行为的需要,容易出现行为人销毁有关违法证据、逃避制裁等情况,在完善《反不正当竞争法》时,应当增加执法机关对商业贿赂监督检查的强制措施,强化执法权限,例如查封、扣押、通知银行暂停办理支付等,以有效制止商业贿赂行为。

8.3.3 完善法律责任制度,加大对商业贿赂的惩罚力度。实践证明,对经营者及其他单位的商业贿赂行为进行行政处罚,给以罚款、没收违法所得等经济制裁,对个人的行贿、受贿行为给以刑事制裁,执法效果较好。而现行《反不正当竞争法》规定商业贿赂的行政责任是"处以一万元以上二十万元以下的罚款,有违法所得的,予以没收。"从现实情况看,经营者通过商业贿赂即行贿手段换取的交易利润远远高于其行贿的经济付出,仅对其作出二十万元以下罚款的行政处罚,不足以起到处罚作用,达到震慑效果,而没收违法所得又往往因为违法所得难以计算等原因无法没收。因此,应当完善现行法律中有关商业贿赂行为的法律责任制度,增加处罚额度,加重责任程度,加大惩罚力度。

培训试卷

一、选择题（2分/题，共24分）

1. HIV的传播主要通过以下哪种途径（　　）

    A．性接触

    B．血液及血制品（包括共用针具静脉吸毒、介入性医疗操作等）

    C．母婴（包括产前、产中和产后）传播

    D．日常生活接触

2. 螺情调查中两个常用的量化指标是（　　）

    A．活螺平均密度（只/0.11 m²）

    B．感染螺平均密度（只/0.11 m²）

    C．死螺平均密度（只/0.11 m²）

    D．以上都不对

3. 流感病毒在病毒分类学上属（　　）

    A．冠状病毒科　　　　B．腺病毒科　　　　C．正粘病毒科　　　　D．副粘病毒科

4. 影响禽流感病毒致病性的因素有（　　）

    A．毒株的亚型　　　　B．家禽种类和品种　　　　C．家禽的营养、健康状况　　　　D．家禽体内的酶类

5. 禽流感治疗的基础是（　　）

    A．吸氧　　　　B．机械通气　　　　C．支持性治疗　　　　D．药物治疗

6. 霍乱的临床分型包括（　　）

    A．轻型　　　　B．中型　　　　C．重型　　　　D．中毒性

7. 鼠疫是一种主要由于细菌在感染者机体内高速繁殖引起的疾病，因而抗菌治疗是鼠疫治疗中的重要组成部分，治疗时其首选的抗生素是（　　）

    A．链霉素　　　　B．青霉素　　　　C．庆大霉素　　　　D．氯霉素

8. 人类CJD尸检病理脑组织切片镜下显示（　　）

    A．组织学三联征

    B．神经纤维网（轴突、树突、胶质纤维）出现小圆空洞

    C．四周绕以海绵状条带的淀粉样斑块形成

    D．未见通常病原体感染时炎症病变和细胞浸润现象

9. 西尼罗脑炎的近期暴发流行特点可归纳为以下几点（　　）

    A．频频发生在大都市，如美国的纽约、罗马尼亚的布加勒斯特

    B．在人群与马的流行频率增加

    C．脑炎的发病率增加

    D．大量的鸟死亡

10. 猴痘的实验室检查包括（　　）

    A．培养分离出猴痘病毒

    B．PCR检测临床标本证实有猴痘病毒DNA

    C．在证实未接触过其他正痘病毒时，电镜显示有与正痘病毒形态一致的病毒存在

    D．在证实未接触过其他正痘病毒时，免疫组织化学实验显示组织内存在正痘病毒

11. 成为一个医德高尚、医术精湛的医生需要（　　）

A．把病人和自己搁在同等位置　　B．讲究服务艺术　　C．不断提高自己的服务水平　　D．以上均需要

12. 随着市场的进一步发展和完善，医疗卫生领域里的"红包"将会（　　）

A．消失　　　　　　B．改变形态　　　　　　C．增加　　　　　　D．无法预计

二、填空题（2分／空，共32分）

1. 艾滋病是由_____病毒感染引起的传染病。

2. 结核杆菌可侵入人体全身各种器官，但主要侵犯_____。

3. 甲型流感病毒根据其表面_____和_____蛋白抗原性及其基因特性的差异，可分为许多亚型。

4. 在四季分明的地区，霍乱的流行最常发生在_____，传染源主要是_____，_____和_____是造成后续病例的传播来源。人群对致病的霍乱弧菌普遍具有易感性。

5. 鼠疫的病原微生物是_____，在_____间辗转传播。

6. 一个好医生要有_____、_____和艺术的服务，三者缺一不可，三者永无止境。

7. 医生的工作要"战战兢兢、_____、_____"！

8. 外科泰斗裘法祖告诫我们：做人要知足、做事要_____、做学问要_____。

三、名词解释（10分／题，共20分）

1. 特异性体液免疫

2. 继发性肺鼠疫

四、简答题（12分／题，共24分）

1. 简述我国结核病的流行现状。

2. 简述猴痘的治疗方法。

培训学员信息表／答题卡

姓　名		性别		出生年月	
职　称		学历		科　室	
工作单位				邮　编	
手　机				联系电话	
身份证号码				E—mail	
邮寄地址					

答题卡

成　绩	
阅卷人	

一、选择题（请将所选项后的圆圈完全涂黑，例●）

1.	A○	B○	C○	D○	7.	A○	B○	C○	D○
2.	A○	B○	C○	D○	8.	A○	B○	C○	D○
3.	A○	B○	C○	D○	9.	A○	B○	C○	D○
4.	A○	B○	C○	D○	10.	A○	B○	C○	D○
5.	A○	B○	C○	D○	11.	A○	B○	C○	D○
6.	A○	B○	C○	D○	12.	A○	B○	C○	D○

二、填空题（请另附纸张）

_____

_____

_____

_____

三、名词解释（请另附纸张）

_____

_____

_____

_____

四、简答题（请另附纸张）

_____

_____

_____

_____

五、调查问卷（见答题卡背面）

说明：

1. 答题卡（或答题纸）须用黑色或蓝色钢笔或圆珠笔填写，字迹务必清晰。如字体、字迹模糊不清，难以辨认（尤其学员个人信息部分），将影响阅卷成绩和学分证书的邮寄。

2. 学员必须独立答题，不得抄袭或替代，凡笔迹一致、内容雷同者，经核实视为无效答题。

3. 请将答题卡（纸）寄回《继续医学教育》杂志社，信封上务必注明"答题卡"字样。

4. 邮寄地址：《继续医学教育》杂志社／《继续医学教育》培训中心

　　北京市宣武区红莲南路30号7层　邮编：100055

调查问卷

请认真、完整填写调查问卷，随答题卡一并寄回《继续医学教育》杂志编辑部，将作为答卷的一部分可获得最高20分的附加分。

本刊将在所有返回的调查表中，根据所提意见、建议的合理性和可行性，评出热心读者奖若干名。所有返回此调查表的读者信息均进入本刊热心读者数据库，优先邀请参加本刊举办的各项活动。衷心感谢您的关心与支持！

1　您阅读本丛书的途径

　　□个人订阅　　　　　□单位订阅　　　　　□图书馆借阅　　　　□赠阅　　　　　□其他

2　您阅读本丛书的次数

　　□第一次阅读　　　　□第二次阅读　　　　□三次以上

3　您对本丛书的综合评价

　　□很好　　　　　　　□较好　　　　　　　□一般　　　　　　　□较差　　　　　□很差

4　阅读本丛书对指导您的工作

　　□很有帮助　　　　　□有一定帮助　　　　□帮助不大　　　　　□没帮助

5　您对内容的评价

　　知识／技能篇　　　　□很好　　　　　　　□较好　　　　　　　□一般　　　　　□较差　　　　□很差

　　态度／素质篇　　　　□很好　　　　　　　□较好　　　　　　　□一般　　　　　□较差　　　　□很差

6　您最喜欢的章节：

　　①　　　　　　　　　原因：

　　②　　　　　　　　　原因：

7　您最不喜欢的章节：

　　①　　　　　　　　　原因：

　　②　　　　　　　　　原因：

8　您希望增加哪些方面的内容：

　　①　　　　　　　　　原因：

　　②　　　　　　　　　原因：

　　③　　　　　　　　　原因：

9　您认为本丛书试题的难度　□偏难　　　　　　□适中　　　　　　　□偏易

10　您对封面设计的评价

　　□很好　　　　　　　□较好　　　　　　　□一般　　　　　　　□较差　　　　　□很差

11　您对版式设计的评价

　　□很好　　　　　　　□较好　　　　　　　□一般　　　　　　　□较差　　　　　□很差

12　您对图片运用的评价

　　□很好　　　　　　　□较好　　　　　　　□一般　　　　　　　□偏多　　　　　□偏少

　　□精度不够　　　　　□质量不高

13　您对印刷及装订质量的评价

　　□很好　　　　　　　□较好　　　　　　　□一般　　　　　　　□较差　　　　　□很差

14　您获得继续医学教育Ⅱ类学分常用途径排序（以1、2、3排序，1为最常用）

　　□自学并写综述　　　□阅读专业期刊、光盘等　　　　　　　　　□发表论文　　　□科研项目

　　□出版医学著作　　　□国内或国外考察　　　　　　　　　　　　□发表医学译文　□院内讲座

　　□院内查房或病例讨论　□远程专业教育　　　　　　　　　　　　□进修

15　您是否愿意通过学习本丛书来获取Ⅱ类学分

　　□愿意　　　　　　　□不愿意　　　　　　□无所谓

16　你对本丛书的建设性建议：（请另附纸张）

向您推荐我社部分优秀畅销书

医　学　类

感染病特色治疗技术	78.00
血液病治疗学	96.00
肿瘤科疾病临床诊断与鉴别诊断	68.00
疑难外科病理的诊断与鉴别诊断	420.00
神经系统疾病鉴别诊断思路	60.00
实用传染科医师处方手册	78.00
实用儿科医师处方手册	76.00
实用内科医师处方手册	98.00
实用外科医师处方手册	86.00

注:邮费按书款总价另加 20%

向您推荐我社部分
优秀畅销书

医 学 类

麻醉科特色治疗技术	116.00
整形外科特色治疗技术	129.00
消化病特色诊疗技术	93.00
精神科特色治疗技术	42.00
口腔科特色治疗技术	126.00
小儿外科特色治疗技术	90.00
胸外科特色治疗技术	46.00
心血管内科特色治疗技术	120.00
烧伤科特色治疗技术	72.00

注:邮费按书款总价另加 20％